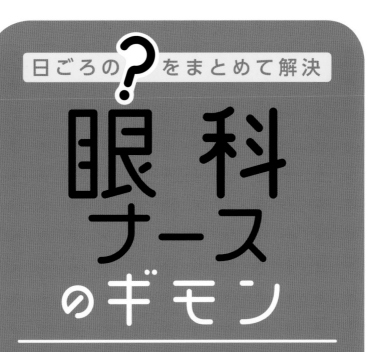

日ごろの？をまとめて解決

眼科ナースのギモン

編著 内堀由美子 永田万由美 医学監修 松島博之

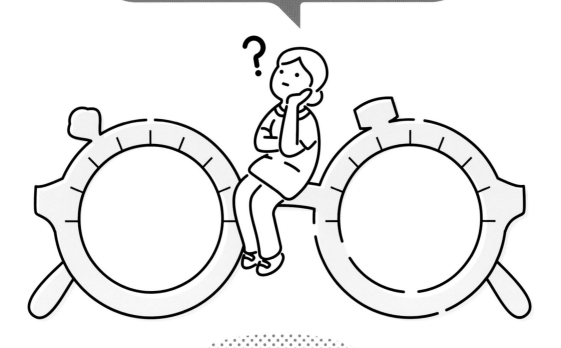

照林社

編著者一覧

■編集

内堀由美子　獨協医科大学病院副看護部長

永田万由美　獨協医科大学眼科学教室准教授

■医学監修

松島博之　獨協医科大学眼科学教室准教授

■執筆（五十音順）

赤羽真弓　獨協医科大学病院薬剤部 薬剤師／小児薬物療法認定薬剤師

飯野佳美　獨協医科大学病院新館6階病棟看護師長

石井洋次郎　獨協医科大学眼科学教室

伊藤　栄　獨協医科大学眼科学教室

内堀由美子　獨協医科大学病院看護部副部長

岡安彬彦　獨協医科大学眼科学教室

後藤憲仁　戸田ごとう眼科

鈴木重成　獨協医科大学眼科学教室講師

鈴木美佳　獨協医科大学病院眼科病棟看護師

須田雄三　獨協医科大学眼科学教室講師

高橋鉄平　獨協医科大学眼科学教室

竹澤恵美子　獨協医科大学病院小児病棟看護師長／小児救急看護認定看護師

武村千紘　獨協医科大学眼科学教室

千葉矩史　獨協医科大学眼科学教室

寺内　渉　獨協医科大学視能訓練士

永田万由美　獨協医科大学眼科学教室准教授

中村恭子　済生会横浜市南部病院眼科

橋本富美子　獨協医科大学病院地域連携・患者サポートセンター医療福祉相談部門副室長

坂東　誠　獨協医科大学眼科学教室

廣瀬明美　獨協医科大学病院眼科病棟／認知症看護認定看護師

松島博之　獨協医科大学眼科学教室准教授

丸山由起子　獨協医科大学病院眼科病棟看護師

宮島大河　獨協医科大学眼科学教室

椋木かれら　獨協医科大学眼科学教室

森　春樹　獨協医科大学眼科学教室

山﨑　駿　獨協医科大学眼科学教室

横塚奈央　獨協医科大学眼科学教室

吉澤哲也　獨協医科大学眼科学教室

渡邉智子　獨協医科大学眼科学教室

綿引　聡　獨協医科大学視能訓練士

はじめに

　本書『眼科のギモン』は、「眼科看護の素朴な疑問を、解決できる本が作りたい」という思いがつまった書籍です。

　眼科の疾患は、乳幼児期の先天性疾患・未熟児網膜症などから、老年期の加齢に伴う眼の疾患など、対象は出生直後から老年期までと非常に幅が広いです。本書で取りあげたギモンと一緒に、対象の発達課題を考え、看護に役立てていただけたらと思います。

　Part1「疾患別のギモン」は、眼の構造、眼の疾患に対して、その疾患がなぜ起こるのか、どんな種類や症状が生じるのか、治療方法はどうするのかを、眼科の医師がわかりやすく説明した章です。症例写真やイラストなどを参考にしながら、眼に起こっていることを理解し、看護につなげてください。

　Part2「検査・処置のギモン」は、眼科で実施される検査や処置について、視能訓練士、医師、看護師が、具体的に解説した章です。検査については、その検査で何がわかるのか、検査データをどう見るかが詳しく書かれているので、今後、検査結果をみるときに役立つと思います。処置については、看護師のセンスが問われる眼帯のつけかたや洗眼介助法、看護師の介助が決め手となる小児の診察に関して、ていねいに説明してあるので、参考にしてください。

　Part3「点眼のギモン」では、眼科で最も多い治療である点眼について、薬の種類、禁忌事項、複数の点眼薬処方時の順番・間隔や、点眼が上手にできない患者さんへの指導を、薬剤師が詳しく解説しています。看護師が正しく点眼することはもちろん、患者さんが正しく点眼できるようになるための指導に役立ててください。

　Part4「眼科ケアのギモン」では、術後の対応や、ロービジョン患者さんのケアなどを医師・看護師が具体的に解説しています。また、社会資源の活用・障害福祉サービスについてはMSWがポイントを絞ってまとめています。患者さんの苦痛の緩和、生活上での困難を解決するために役立ててください。

　当院の眼科病棟の目標は「みんなでみる：『視る』『診る』『看る』」です。本書を眼科のギモンの解決に役立て、「みんなでみる」ことにつなげていただけることを願っています。

　お忙しいなか、執筆してくださった先生方と、刊行にご尽力くださった照林社の皆さまに、こころから感謝と御礼を申しあげます。

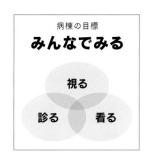

病棟の目標
みんなでみる
視る
診る　看る

2020年6月

内堀由美子

CONTENTS

Part 1　疾患別のギモン

Part 2　検査・処置のギモン

Part 3　点眼のギモン

Part 4　眼科ケアのギモン

Part 1

疾患別のギモン

眼科疾患には、どんなものがある？

松島博之

　眼科疾患は、他領域と異なり眼に限局します。しかし、眼は、角膜、結膜、虹彩、水晶体、硝子体、網膜、強膜、眼筋などさまざまなパーツから構成されるため、疾患も多岐にわたります。

　この章では、そんな眼科疾患のなかから、主要な疾患として、白内障、網膜剥離、糖尿病網膜症、加齢黄斑変性、網膜中心静脈閉塞症、緑内障、麦粒腫・霰粒腫、結膜炎、角膜潰瘍、角膜変性症、眼内炎、斜視をピックアップし、その疾患がどうして起こるのか、どんな種類や症状が生じるのか、治療方法はどうするのかを中心にわかりやすく解説しています。

　患者さんがどんな眼の病気で診察に来ているのかを理解することで、患者さんの立場に立った看護ケアができます。

眼球の構造

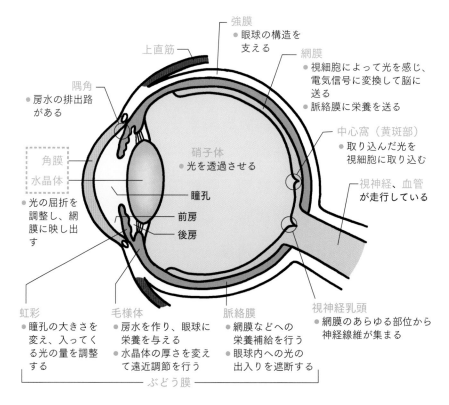

強膜
●眼球の構造を支える

上直筋

網膜
●視細胞によって光を感じ、電気信号に変換して脳に送る
●脈絡膜に栄養を送る

隅角
●房水の排出路がある

中心窩（黄斑部）
●取り込んだ光を視細胞に取り込む

角膜
水晶体
●光の屈折を調整し、網膜に映し出す

硝子体
●光を透過させる

瞳孔

前房

後房

視神経、血管
が走行している

虹彩
●瞳孔の大きさを変え、入ってくる光の量を調整する

毛様体
●房水を作り、眼球に栄養を与える
●水晶体の厚さを変えて遠近調節を行う

脈絡膜
●網膜などへの栄養補給を行う
●眼球内への光の出入りを遮断する

視神経乳頭
●網膜のあらゆる部位から神経線維が集まる

ぶどう膜

取りあげる疾患の分類

【水晶体】の病気
1 白内障 　Q1〜
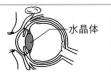
水晶体

【網膜】の病気
2 網膜剥離 　Q6〜
3 糖尿病網膜症 　Q9〜
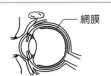
網膜

【黄斑】の病気
4 加齢黄斑変性 　Q11〜
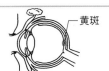
黄斑

【眼の血管】の病気
5 網膜中心静脈閉塞症
　網膜静脈分枝閉塞症 　Q14〜
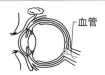
血管

【眼の神経】の病気
6 緑内障 　Q16〜
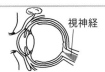
視神経

【眼瞼】の病気
7 麦粒腫・霰粒腫 　Q19〜
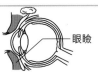
眼瞼

【結膜】の病気
8 結膜炎 　Q21〜
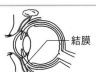
結膜

【角膜】の病気
9 角膜潰瘍 　Q24〜
10 角膜変性症 　Q26〜
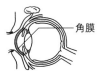
角膜

【ぶどう膜】の病気
11 眼内炎 　Q28〜
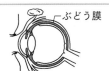
ぶどう膜

【眼位】の異常
12 斜視 　Q30〜

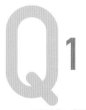

Q1 どうして白内障になるの？ 予防できるの？

多くは加齢に伴い発症します。
危険因子（表1）の除去によって、
ある程度、予防も可能です。

医師
千葉矩史

白内障の要因はさまざま

白内障の最も多い要因は加齢です。その他の要因として、眼疾患（緑内障やぶどう膜炎、強度近視など）や、全身疾患（糖尿病やアトピー性皮膚炎など）、薬剤（ステロイドなど）、外的要因（喫煙、外傷、紫外線など）の影響が挙げられます[1]。先天性の場合もあります。

白内障の予防 ＝危険因子（表1）の除去

80歳を超えると100％白内障になるといわれています。加齢に伴う白内障予防には、点眼薬（ピノレキシン［カリーユニ®］、グルタチオン［タチオン®］）や、サプリメント（βカロテン、ルテインなど）が有効と報告されています。

その他の予防方法を以下にまとめます。

1. 紫外線対策

白内障の要因の10〜20％は紫外線とされています。屋外就労者の白内障リスクは、屋内就労者の約6倍[1]と報告されており、若年期からの予防が重要です。

帽子、眼鏡、サングラス、UVカット機能付きコンタクトレンズなどが有用です。

2. 禁煙

喫煙者（20本/日以上）の白内障リスクは、非喫煙者の約2.5倍[1]と報告されています。禁煙により、発症リスクは低減します。

3. 糖尿病予防

糖尿病患者の白内障リスクは非糖尿病者の約5倍です。糖尿病罹患期間が長く、血糖コントロールが不良だと、白内障のリスクが高まるので厳重な血糖管理が重要です。

文献
1) 佐々木洋：白内障. 日本臨牀 2018；76：178-182.

表1 白内障の危険因子

❶ 喫煙
❷ 紫外線（ultraviolet：UV）
❸ 抗酸化薬および栄養
❹ 薬物
❺ アルコール
❻ 身体条件：BMI（body mass index：体格指数）、糖尿病、放射線
❼ 遺伝・その他

加齢以外に
さまざまな要因が
複合的に関連する

Q2 白内障には、どのような種類があるの?

A 先天性と後天性に大別されます。また、原因や濁りが生じている部位によって分類されることもあります。

医師
千葉矩史

遺伝や感染が原因となる「先天性白内障」

先天性白内障は、生まれつき水晶体が濁っている状態です。原因としては、遺伝性（常染色体優性遺伝、染色体異常）と母子感染（風疹やトキソプラズマ、サイトメガロウイルスなどによる子宮内感染）、その他さまざまな全身疾患や症候群に伴って生じるものなどが挙げられます。

混濁が軽度なら、早急な手術は必要ありませんが、定期的な眼科受診は必要です。

混濁が強い場合は、ただちに手術しないと重度の視力障害（弱視[*]）をきたすため、早期の発見が重要です。

さまざまな要因によって生じる「後天性白内障」

1. 原因による分類

後天性白内障は、さまざまな要因で後天的に水晶体に混濁を生じた状態です。最も多い原因は加齢で、老人性白内障とも呼ばれます。

糖尿病が既往にある人、アトピーなどで眼周囲をよくこすってしまう人、点眼・内服に限らずステロイドを長期的に使用している人などは、通常より早めに白内障を認めます。

その他、外傷性の白内障や、眼の病気に併発して白内障を生じる場合もあります。

原因によって水晶体の濁り方に特徴がある場合もあります。

2. 部位による分類

濁りが生じている部位によって、皮質白内障、核白内障、後嚢下白内障に分けられます（図1）。

白内障の診断基準

わが国でよく使用される基準は、水晶体の核硬度によって判定するEmery-Little分類です（表1）。白内障手術の難しさを判定するのに使用します。

文献
1) 徳田芳浩：白内障. 医学と薬学 2008；60：13-18.

---

[*]弱視：視覚情報が伝わる経路のどこかに支障があることが原因で、眼鏡をかけても視力が十分に得られない（眼にあった眼鏡をかけた状態で1.0の視力が出ない）状態。医学的弱視（視力が発達する時期に適切な刺激を受け取れずに生じた視力障害）と、社会的弱視（目の病気によって生じた回復困難な視力障害）がある。

図1　水晶体の「濁り方」の違い

正常

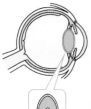
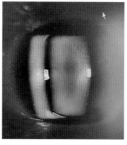

Ⓐ 皮質白内障

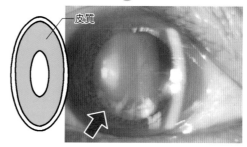

皮質

- 水晶体の周辺部位に混濁を認める
- 糖尿病白内障、紫外線で生じる

Ⓑ 核白内障

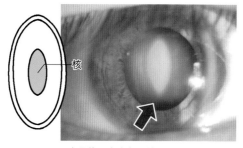

核

- 水晶体の中央部に強い混濁を認める
- 喫煙、紫外線、強度近視、ステロイド使用で生じる

Ⓒ 後嚢下白内障

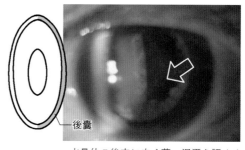

後嚢

- 水晶体の後方に広く薄い混濁を認める
- 糖尿病、放射線、強度近視、ステロイド使用で生じる

表1　Emery-Little分類（水晶体核硬度分類）

Grade		細隙灯所見	核の硬さ
軽度 ↓ 重症	1	透明~乳白色	軟
	2	白~黄白色	やや軟
	3	黄色	中等度
	4	琥珀色	硬
	5	茶色	きわめて硬

- Grade4でも視力のよい患者さんや、Grade2 ～ 3でも視力低下をきたす患者さんもいるため、この分類だけで手術適応の判断をすることはない
- 経験的には、Grade3以降で手術となることが多いと思われる

Q3 白内障になったら、どんな症状が出るの？

A 視力低下や、視機能障害（羞明、複視など）をきたします。

医師
千葉矩史

白内障による視機能障害

眼は、よくカメラに例えられます（図1）。眼に入ってくる光や映像は、水晶体（レンズ）を通って眼の中に映像を結びます。

つまり、光や映像は、必ず水晶体を通過するため、水晶体が透明でないと困るのです。しかし、白内障では水晶体が濁ってしまうため、視力低下をきたします。

白内障によるその他の症状としては、かすみやまぶしさ（羞明）、だぶって見える単眼性の複視などが挙げられます。

1.「日常生活での見えかた」も重要

視力検査では視力が良好なのに、自覚的な視力低下を訴える患者さんもいます。

通常、視力検査は、最も視力がよく出るとされる「明るさ・指標の濃さ」を用いて検査を行います。そのため、日常生活での見えかたとの間にギャップが生じることがあるのです。

原因としては、コントラスト感度（指標の濃淡を識別できる能力、図2）の低下や、ハローグレア現象（不快感や物の見えづらさを生じさせるような「まぶしさ」）などが挙げられます。

これらがあると、薄暗いところでは見えにくくなったり、夜間の車のライトを異常にまぶしく感じたりします。

図1 「カメラ」と「ヒトの眼」

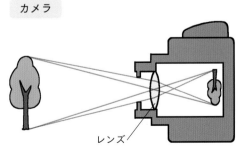

カメラ

● レンズに映った画像は、絞りによってピント調節がなされ、フィルムに焼き付けられる

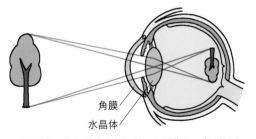

ヒトの眼

角膜
水晶体

● 角膜をとおして水晶体に映った画像は、虹彩によって自動的にピント調節がなされ、眼の中に映し出される

図2　コントラスト感度検査表

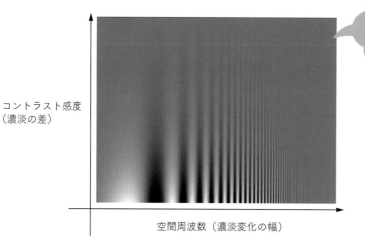

縞模様が
どれくらいまで判別
できるかを測定

コントラスト感度
（濃淡の差）

空間周波数（濃淡変化の幅）

● 複数の点で測定し、その点を結んで1つの曲線を作成し、曲線が上にあるほど「コントラスト良好」と判断
● コントラスト感度良好とは、少々暗くてもよく見えることを意味する
● コントラスト感度が悪いと、日常生活では見づらさがある可能性が高い

白内障の手術適応

　白内障に対する手術適応については、さまざまな意見があり、統一されていません。

　一般的には、視力低下をきたし、日常生活に不便を感じていれば手術適応となります。

　また、水晶体起因の合併症（水晶体融解性緑内障*や閉塞隅角緑内障など）治療の目的で手術適応となる場合もあります[1]。

白内障手術の概要

　白内障に対する手術では、眼内レンズ（intraocular lens：IOL）挿入が行われます。IOL挿入法には、インジェクターを挿入する方法と、鑷子を使用する方法があります。

　最近では、プリセット型（インジェクター内にIOLが収まっているもの）が主に使用されていますが、自分でインジェクター内にIOLを収めて眼内に挿入する場合もあります。

　また、使用するIOLの種類によっては、鑷子でIOLを半分に折りたたみ、直接眼内に挿入することもあります。

文献
1）　佐々木洋：白内障病型と白内障手術適応. 日本白内障学会誌 2014；26：41-44.

＊水晶体融解性緑内障：過熟白内障や外傷などで液化した水晶体成分が、水晶体外に漏れ出すことで、強い炎症を生じ、隅角に水晶体物質や炎症細胞が目詰まりを起こすことで眼圧上昇をきたすもの。

Q4 眼内レンズ（IOL）の種類は、どう選べばいいの？

IOLには、多くの種類があります（図1）。
患者さんの要望・生活スタイルに応じて、相談
しながら選択します。

医師
千葉矩史

「形状の違い」による分類

IOLは、焦点のある光学部と、支持部から構成されています。光学部と支持部の素材が同じなのが「シングルピース」、素材が異なるのが「マルチピース」です。

「焦点距離」による分類

焦点が1点の「単焦点IOL」と、2点以上の「多焦点IOL」があります。

単焦点IOLは、焦点距離以外は明視できません。しかし、コントラストは良好で、ハローグレア現象（夜間光源の周囲に輪がかかって見えたり、光が長く伸びて見えたりす

ること、図2）が弱いです。

多焦点IOLは、遠方と近方を明視できます。しかし、コントラストは単焦点IOLに劣るため、夜間の不快な光の見え方の原因となるハローグレア現象が強いです[1]。

3. その他

単焦点IOL・多焦点IOLのどちらにおいても、乱視用IOL（支持部の付け根部分で軸の調整を行うタイプ）が発売されています。

患者さんに適したIOLを選ぶ

厳密な選択基準はありませんが、一般的に、遠視眼の人には遠方視、近視眼の人には近方視が明視できるIOLを選択します。

図1　IOLのさまざまな種類

シングルピース　　マルチピース　　トーリック　　多焦点

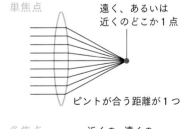

単焦点

遠く、あるいは
近くのどこか1点

ピントが合う距離が1つ

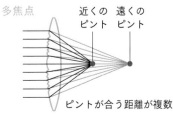

多焦点

近くの　遠くの
ピント　ピント

ピントが合う距離が複数

- シングルピースは、光学部も支持部もすべてアクリル樹脂で一体成型されている（シリコン樹脂を使用しているものもある）
- マルチピースは、光学部はアクリル樹脂製だが、支持部は素材が異なる
- トーリックレンズと多焦点レンズは、シングルピースのものが多い

図2　ハローグレア現象の見えかた

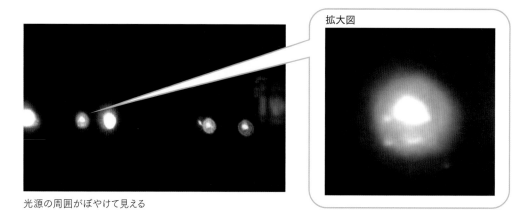

拡大図

光源の周囲がぼやけて見える

角膜乱視（－1.5D以上の乱視➡p.65 Q35）が強い人には乱視矯正用のトーリックIOLを使用します[2] が、適用となる乱視度数は施設や個人間で異なります。患者さんの生活スタイルや趣味、見たい位置によってIOLの種類を決定します。

IOLと眼鏡

IOL挿入では、多くの場合、単焦点IOLが使用されることから、1点（遠く、あるいは近く）にピント（焦点）が合うことになります。そのため、遠くにピントを合わせた患者さんは近視用、近くにピントを合わせた患者さんは遠視用の眼鏡が必要となります。

また、乱視を完全にゼロにすることは難しいため、多焦点IOLを使用した場合でも、眼鏡が必要になることがあります。

文献
1) 柴琢也：単焦点眼内レンズ. 臨床眼科 2011；65：60-64.
2) 大内雅之：眼内レンズの選択法（トーリックレンズ，多焦点レンズ）. 臨床眼科 2018；72：456-462.

Q5 眼内レンズ（IOL）は古くならないの？　交換はできる？

IOLの寿命は半永久的とされています。しかし、度数のずれ、偏位・落下などが生じた場合、IOLの摘出・交換が必要です。

医師
千葉矩史

IOLの寿命

以前わが国で使用されていたハイドロジェル素材のIOLは、術後数年で混濁したという報告があります。

しかし、現在使用されているIOLの材質は改良されており、劣化することは少なく、寿命は半永久的と考えられています。

IOLを摘出・交換する場合

度数のずれにより術後の見え方に不満がある場合や、IOLの偏位（図1）・眼内への落下が生じた場合には、IOLの摘出・交換を行います。

IOLの偏位や落下は、外傷や落屑症候群、マルファン症候群など、IOLを支持する組織が脆弱化した場合に生じます。

摘出後のIOL再挿入には「IOL縫着術*」が昔から行われていますが、最近では「強膜内固定術**」という別の方法も出てきています。まだ、こういったケースは多くはありませんが、大学病院などでは他の病院からの紹介などで目にする機会は多いと考えられます[1]。

図1　IOL偏位（前眼部）

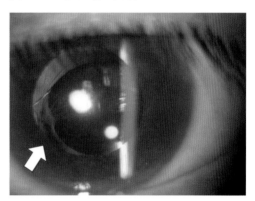

● 毛様体からチン小体が外れたことで、IOLが下方に偏位（位置ずれ）している

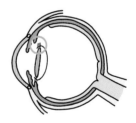

文献
1）　太田俊彦：眼内レンズ偏位・落下の現状と対処法. 日本の眼科 2019；90：116-124.

---

* 　IOL縫着術：専用の糸を用いて強膜を通糸し固定する方法.
** 強膜内固定術：3ピース型のIOLを用いて、支持部を直接強膜に固定する方法.

Q6 網膜剥離ってどんな病気？どんな人がなりやすい？

網膜の間に液体が貯留している状態です。網膜の異常を伴う先天性疾患やアトピー性皮膚炎、強度近視の人に生じやすいと考えられています。

医師
吉澤哲也

裂孔が原因となる「裂孔原性網膜剥離」

裂孔原性網膜剥離は、網膜に穴が開き、そこから液化した硝子体が流入することによって生じます（図1）。網膜剥離の大半を占め、年間で1万人に1.5人程の頻度で生じると考えられています[1]。

網膜の穴には、萎縮円孔と弁状裂孔の2種類があります。萎縮円孔による網膜剥離は20歳代、弁状裂孔による網膜剥離は50歳代に発症ピークがあります。

1. 萎縮円孔

萎縮円孔は、前駆症状を欠く場合が多いです。網膜剥離が進行するにつれて徐々に視野の異常を自覚するようになります。

2. 弁状裂孔

弁状裂孔では、飛蚊症（虫が飛ぶように見える）や光視症（光が走るように見える）などの前駆症状を伴うことが多く、急激に出現した飛蚊症のうち6%程に弁状裂孔の形成があるとされています。

弁状裂孔のすべてが網膜剥離になるわけではありませんが、急な飛蚊症が出現した場合には、眼科受診を勧めるとよいでしょう。

牽引や滲出が原因となる「非裂孔原性網膜剥離」

網膜の穴が要因ではない網膜剥離もあります。

非裂孔原性網膜剥離に対しては、内科的な加療が行われる場合もあります（➡p.16 Q8 ）。

1. 牽引性網膜剥離

牽引性網膜剥離は、網膜を硝子体が強く牽引することによる網膜剥離です（図2）。増殖性糖尿病網膜症（➡p.18 Q9 ）などで生じます。

2. 滲出性網膜剥離

滲出性網膜剥離は、滲出液が網膜内に貯留することによる網膜剥離です。網膜や脈絡膜の機能障害（Vogt-小柳-原田病や中心性漿液性脈絡膜症など）で生じます。

文献
1） 岩崎琢也：網膜剥離. 丸尾敏夫, 本田孔士, 臼井正彦監修, 大鹿哲郎編, 眼科学第2版, 文光堂, 東京, 2012：480.

図1　裂孔原性網膜剥離（例）

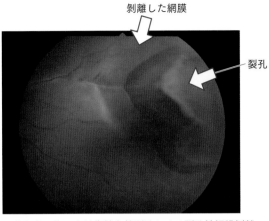

剥離した網膜

裂孔

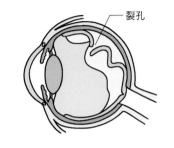

裂孔

● 若年者に生じた外傷性弁状裂孔による裂孔性網膜剥離

図2　糖尿病による牽引性網膜剥離（右眼の場合）

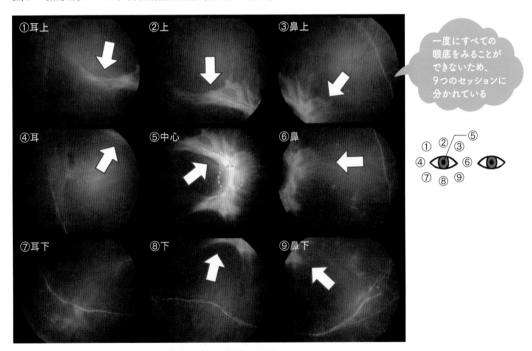

①耳上　②上　③鼻上

④耳　⑤中心　⑥鼻

⑦耳下　⑧下　⑨鼻下

一度にすべての眼底をみることができないため、9つのセッションに分かれている

● 視神経乳頭を中心に、白色の増殖膜（⇨）が網膜を牽引している
● 増殖膜に覆われているため、視神経乳頭（ ）は画像上見えなくなっている

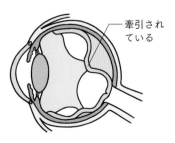

牽引されている

Q7 網膜剥離になったら、どんな症状が出るの？

網膜剥離を起こした部位は見えなくなり、視野が欠けてしまいます。「まるでカーテンが降りてきたようだ」とよく形容されます。

医師
吉澤哲也

網膜剥離で見えなくなる理由

網膜には、感覚網膜と網膜色素上皮があります。

感覚網膜は、その名のとおり「見る」ための機能を備えた網膜です。視細胞や視細胞で生じた感覚を伝える神経線維が含まれており、物を見る主役です（図1）。

感覚網膜は、自分だけでは十分な酸素を確保できないため、網膜色素上皮をとおして、脈絡膜から酸素を分けてもらっています。そのため、網膜剥離が生じると、酸素が供給されず虚血に陥り、機能不全となってしまいます。

網膜剥離の症状は徐々に進行する

網膜剥離を起こした部位（網膜色素上皮から離れ、感覚網膜が機能不全を起こした部位）は、見えなくなります。

網膜剥離は、壁紙が剥がれていくように徐々に進行することが多く、見える部位と見えなくなった部位が混在していることもあります。このとき、患者さんは網膜剥離を起こしている部位を暗く感じます。上方の網膜が剥がれると下の視野、下方の網膜が剥がれると上の視野が暗くなります（図2）。

網膜剥離が進行し、黄斑部の網膜も剥離すると、ほとんどものが見えなくなってしまいます。

「前駆症状」を見逃さない

網膜剥離の大半を占める裂孔原性網膜剥離（➡p.12 Q6）の場合、いわゆる飛蚊症（虫が飛んでいるように見える）や光視症（光が走るように見える）などの前駆症状を伴う場合があります。

一度、網膜剥離を生じてしまうと後遺症（永続的な視機能の低下）が残るので、早めに対応できるように前駆症状を知っておくことが重要です。

文献
1) 岩崎琢也：網膜剥離. 丸尾敏夫, 本田孔士, 臼井正彦監修, 大鹿哲郎編, 眼科学第2版, 文光堂, 東京, 2012：481.

図1　網膜の解剖

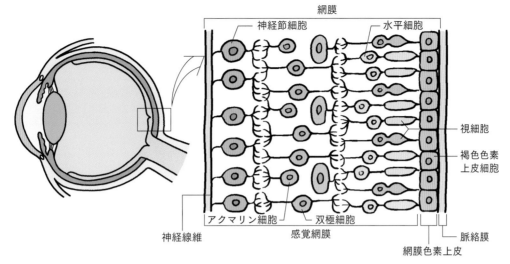

- 感覚網膜は、5つの神経細胞（視細胞、水平細胞、双極細胞、アクマリン細胞、神経節細胞）からなる
- 視細胞には、錐体細胞と杆体細胞の2種類がある

図2　上方に生じた裂孔原性網膜剥離

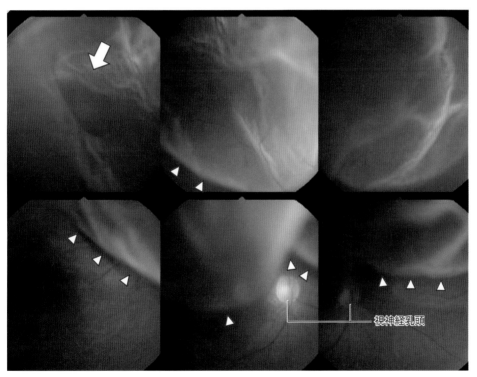

- 左上の画像に、原因となった弁状裂孔がある（⇨）。
- 剥離した網膜（▽）は、胞状となっており、白っぽく見える

Q8 網膜剥離の治療方法は？

A 裂孔原性は、手術が基本です。 非裂孔原性は、内科的治療が 用いられる場合もあります。

医師
吉澤哲也

裂孔原性の手術は2種類

裂孔原性網膜剥離は、基本的に進行疾患であり、放置すれば失明する可能性が高いです。そのため、発見次第、手術を検討します。

手術は大きく分けて2つありますが、どちらも「網膜裂孔を閉鎖させること」を目的としています。裂孔原性網膜剥離は網膜裂孔によって生じるので、裂孔を閉じてあげれば治るのです[1]。

例外もありますが、若年層に生じた網膜剥離には強膜内陥術（図1、いわゆるバックリング）が行われることが多く、中高年層には硝子体手術（図2）が施行される場合が多いです。

非裂孔原性の治療は多様

非裂孔原性網膜剥離には牽引性網膜剥離と滲出性網膜剥離があります（➡p.12 Q6）。

1. 牽引性の場合は手術

牽引性網膜剥離の原因は「硝子体の牽引」なので、物理的に硝子体を除去する手術を行います。

2. 滲出性の場合は原因による

問題は滲出性網膜剥離の場合です。

滲出性網膜剥離は、さまざまな要因から成る「網膜の機能障害」です。要因を特定し、取り除かなければならないため、加療方法は

さまざまです。

例えば、Vogt-小柳-原田病＊によって生じた滲出性網膜剥離では、一般にステロイド製剤での加療が行われます。

しかし、多発性後局部網膜色素上皮症によって生じた滲出性網膜剥離では、ステロイド製剤が網膜剥離の発生・増悪の要因となってしまうため、レーザー治療など他の方法が用いられます。

また、uveal effusion syndrome＊＊という疾患で生じる滲出性網膜剥離では、強膜開窓術（図3）という手術が奏効します。

＊

一見複雑なようにも思えますが、それぞれの網膜剥離の要因を理解することで、治療方法を理解しやすくなると思います。

文献
1) 西信良嗣：uveal effusion syndrome. 丸尾敏夫, 本田孔士, 臼井正彦監修, 大鹿哲郎編, 眼科学第2版, 文光堂, 東京, 2012：346.

＊ Vogt-小柳-原田病：眼（急激な両眼の網膜剥離）、耳（難聴）神経（髄膜炎）、皮膚（白斑、脱毛、白髪）などの症状をきたす全身疾患。

＊＊ uveal effusion syndrome：強膜が厚く硬いために眼内液の眼外への流出が障害され、眼内液が脈絡膜に貯留することで、脈絡膜剥離と滲出性網膜剥離をきたす疾患。

図1　強膜内陥術（バックリング）

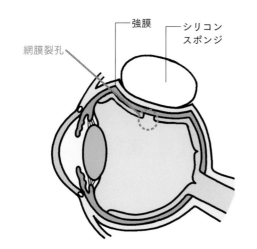

- 外側から圧迫して強膜を内側に
へこませ、網膜裂孔と眼球壁と
の距離を近づけて接着する

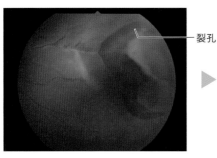

- Q6で示した若年者の裂孔原性網膜剥
離
（➡p.12 Q6 図1）

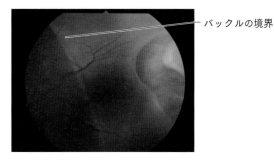

- 強膜内陥術により、網膜が復位している

図2　硝子体手術

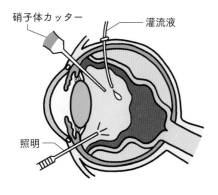

- 網膜と癒着している部分の硝子体を切
除して、網膜を元の位置に戻す手術

図3　強膜開窓術

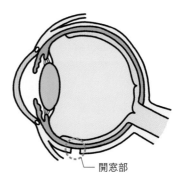

- 強膜を切開して脈絡膜を大きく露出させ、
強膜を通る眼内液の流出障害を解除して
網膜を元の位置に戻す手術

Q9 糖尿病になると、どうして網膜症になるの？

高血糖により、網膜の細小血管が障害されるためです。その結果、出血や浮腫、網膜剥離などが生じます。

医師
渡邉智子

糖尿病網膜症の病態（図1）

1. 初期（単純糖尿病網膜症）

血糖値が高い状態が長く続くと、網膜の細い血管に障害が起こります。

血管に小さな瘤（毛細血管瘤）ができ、網膜出血や血液成分が漏れ出すことにより白斑や浮腫を起こし、さらには血管が閉塞します。

2. 悪化（前増殖糖尿病網膜症）

血管の閉塞が進行すると、網膜の血流が悪くなります（網膜虚血）。

3. 重篤（増殖糖尿病網膜症）

網膜虚血が生じると、代償的に網膜に新しい血管（新生血管）が生じます。

しかし、新生血管はとても弱いため、簡単に大きな出血を起こします。

さらに進行すると、線維性の増殖膜が形成されます。

増殖膜が収縮すると周りの網膜を引っ張り上げ、網膜剥離（牽引性網膜剥離）を起こします。

文献
1）　佐藤幸裕：糖尿病網膜症の病期分類. MB OCULI 2013；8：21-27

図1　糖尿病網膜症の病期分類

初期 ──────────────────────────────→ 重篤

| 単純糖尿病網膜症 | 前増殖糖尿病網膜症 | 増殖糖尿病網膜症 |

網膜出血

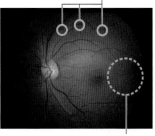

硬性白斑

網膜出血

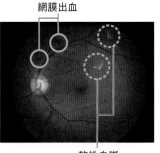

軟性白斑

新生血管　　増殖膜

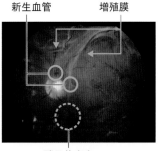

硝子体出血

- 初期の糖尿病網膜症
- 毛細血管瘤、網膜出血、硬性白斑、網膜浮腫が認められる
- 硬性白斑や網膜浮腫が黄斑部に及ぶと視力低下を生じる[1]

- 単純糖尿病網膜症より一段階悪化した状態
- 出血や白斑が増悪し、網膜虚血により軟性白斑が認められる

- 重篤な糖尿病網膜症
- 新生血管、線維増殖膜、硝子体出血、牽引性網膜剥離が認められる

Q10 糖尿病網膜症の治療方法は？

レーザー治療（網膜光凝固術）、
手術（硝子体手術）、抗VEGF注射などが
あります。網膜虚血がある場合や、黄斑浮腫を
伴う場合には、何らかの治療を行います。

医師
渡邊智子

網膜虚血がなければ経過観察

　糖尿病網膜症の眼科的治療介入の境界は網膜虚血の有無です（表1）。

　蛍光眼底造影検査（➡p.77 Q41）を行い、網膜虚血部位（無灌流領域）の有無を確認します。無灌流領域がなければ定期的に眼底検査を行い、経過観察となります。

網膜虚血があったら治療が必要

1. 網膜光凝固術

　虚血に陥った網膜は、血管新生サイトカインである血管内皮増殖因子（vascular endothelial growth fractor：VEGF）を放出します。

VEGFは、網膜症を進行させるため、無灌流領域が確認された場合は、その領域に網膜光凝固術（図1）を行います[1]。

　網膜光凝固術の目的は、視機能の改善ではなく、あくまで網膜症の進行予防です。

　網膜は光を感じる組織であるため、網膜光凝固術後は、治療前より若干の視機能悪化を招くことがあります。

2. 硝子体手術

　網膜光凝固術を行っても網膜症が悪化し、新生血管からの硝子体出血や増殖膜による網膜牽引が認められた場合には、硝子体手術（図2）を行います。

表1　糖尿病網膜症の治療

無灌流領域なし	単純糖尿病網膜症 ➡経過観察
無灌流領域あり	前増殖糖尿病網膜症 ➡網膜光凝固術
	増殖糖尿病網膜症 ➡網膜光凝固術、 硝子体手術
黄斑浮腫あり	糖尿病黄斑浮腫 ➡抗VEGF硝子体注射、 格子状光凝固術

図1　網膜光凝固術

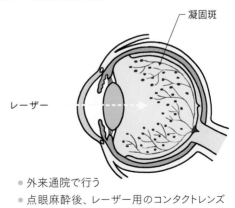

凝固斑

レーザー

- 外来通院で行う
- 点眼麻酔後、レーザー用のコンタクトレンズを角膜上に乗せ、無灌流領域にレーザーを照射する
- 術中、痛みを感じる人もいる

黄斑浮腫がある場合も治療が必要

　病期に関係なく、網膜の中心部である黄斑に浮腫が生じて（黄斑浮腫）視力低下が認められた場合は、抗VEGF硝子体注射（図3）や、格子状光凝固術（図4）などのレーザー治療を行います。

文献
1）　小椋祐一郎：光凝固療法の位置づけと可能性. MB OCULI 2013；3：1-3.

図2　硝子体手術

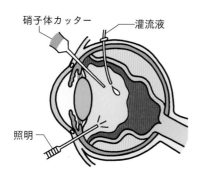

硝子体カッター　　　灌流液

照明

- 強膜に3～4か所あけた小さな穴から細い器具を挿入し、硝子体や増殖膜を切除する
- 網膜剥離がある場合は、最後に眼内に空気や医療用のガスを注入するため、術後4～5日程度は腹臥位で過ごしてもらう

図3　抗VEGF硝子体注射

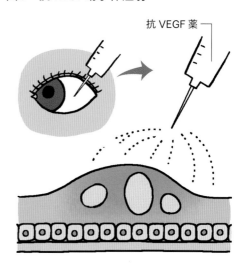

抗VEGF薬

- 30Gの細い針で強膜から薬剤を注入する

図4　格子状光凝固術と網膜光凝固術

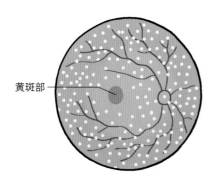

黄斑部

- 網膜光凝固術は、黄斑部以外の広範囲にレーザー照射を行う

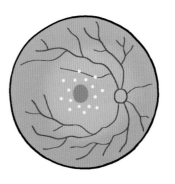

- 格子状網膜光凝固術では、浮腫が生じている部分にレーザー照射を行う

加齢黄斑変性は、どうして起こるの？

詳細な発症機序は不明ですが、先天性要因（遺伝因子）と後天性要因（環境因子）が関連し合って起こるとされています。

医師
須田雄三

加齢黄斑変性の種類は2つ

加齢黄斑変性は、萎縮型と滲出型の2つの種類があります。

1. 萎縮型加齢黄斑変性

萎縮型は、ゆっくり進行します。治療法はありません。

2. 滲出型加齢黄斑変性

滲出型（図1）は、進行が早く、日常生活に大きな悪影響を及ぼすため、特に注意が必要です。PDT（photodynamic therapy：光線力学的療法）や、抗VEGF（血管内皮増殖因子）薬にて、進行を止めることが可能です（➡ p.25 Q13）。

後天性要因の影響が大きくかかわる

発症の原因は、先天性と後天性の2つに大別できます。

先天性の要因として、発症しやすいタイプ（遺伝子）があります。しかし、特定の遺伝子はまだ同定されておらず、主に後天性の要因が大きく影響しているようです。

紫外線、喫煙、食生活の欧米化、生活習慣病、高齢化などの複数の因子が、加齢黄斑

図1　滲出型加齢黄斑変性（眼底写真）

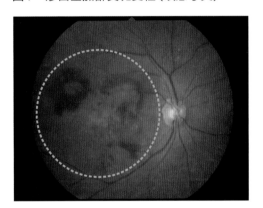

● 脈絡膜新生血管と網膜下出血がみられる

性の発症に大きく関与しています。

ドルーゼンがあったら「初期」と診断

日常生活において、私たちが眼を使用すると、網膜に多くの代謝産物が発生します。その代謝産物が正常に処理されず、黄斑部の網膜に残存すると、ドルーゼンと呼ばれる沈着物が形成されます。（図2）

図2　ドルーゼン（初期）

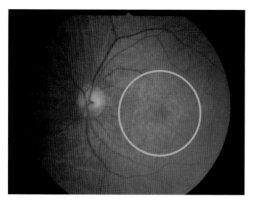

● ドルーゼンがあると、慢性の炎症が持続するため、炎症の治癒を促そうとしてVEGFが放出され、新生血管が生じるとされている

図2　脈絡膜新生血管（OCTアンギオ）

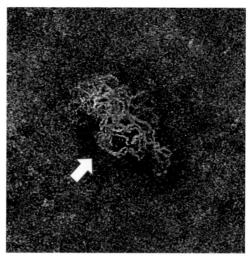

● 脈絡膜新生血管には、多くのタイプがある。この画像は、代表的なタイプである

　OCT（optical coherence tomography：光干渉断層計、[➡p.79 Q42]）や眼底写真でドルーゼンがみられたら、加齢黄斑変性の初期と診断されます。

　その後、ドルーゼンが脈絡膜新生血管（図2）を惹起すると、黄斑部の滲出性変化や網膜出血を引き起こし、後期の加齢黄斑変性へ移行すると考えられています。

　しかし、わが国ではドルーゼンを伴わない加齢黄斑変性も多く認められており、詳細な原因や発症のメカニズムは、いまだに不明な点が多いのが現状です。

＊

　近年、加齢黄斑変性の患者数は増加傾向にあります。高齢化社会を迎えるにあたり、良好な視機能の保持や眼の健康診断の重要性が増加すると考えます[1]。

文献
1）　橋本佐和子，安田美穂：加齢黄斑変性の疫学アップデート．あたらしい眼科 2019；36：135-139.

 Q12 加齢黄斑変性は予防できるの？

予防できます。
早期に発見できれば、視機能への影響を最小限にとどめることができます。

医師
須田雄三

予防が最も重要

加齢黄斑変性は、網膜の中心部分にあたる黄斑部が障害されるため、視機能が低下し、日常生活に大きな支障が生じます。

しかも、一度ダメージを受けた黄斑部は元に戻らないため、加齢黄斑変性の発症を予防することが重要です。

1. 危険因子の除去

危険因子から眼を保護することが、特に重要です。

紫外線曝露や喫煙は、大きな危険因子となるため、サングラスや帽子を着用し、積極的に禁煙を行いましょう。

2. 生活習慣の見直し

規則正しい生活や、緑黄色野菜の摂取が必要です。特に、抗酸化ビタミン、抗酸化ミネラル、ルテイン、ω-3多価不飽和脂肪酸などの摂取が必要と考えられています[1]。

加齢黄斑変性の初期段階では、サプリメント（オキュバイト®プリザービジョン®2、サンテ ルタックス®20）が予防に有用であるとの報告[1]もあります。

全身管理（高血圧、糖尿病、肥満などの予防やコントロール）、適度な運動、スマートフォンやパソコンの過度な使用を控えるなど生活習慣も含めて総合的な全身の管理も必要です。

早期発見で悪影響を最小限にする

加齢黄斑変性を発症しても、早期に発見できれば、視力低下を最小限にとどめることができます。

早期発見には「眼の自覚症状」を細かく確認する必要があります。

ポイントは「必ず片眼で、左右を交代しながら確認すること」です。両眼で自覚症状を確認すると発見が遅れる場合があるため、注意が必要です。

1. 加齢黄斑変性の眼症状（自覚症状）

初期には、線や字がゆがみ、眼症状（中心が見にくい、少し暗く見えるなど）を認めます。進行すると、中心が黒くなり、視力低下を強く自覚します。

早期発見には、アムスラーチャート（図1）が有用です。必ず片眼でアムスラーチャートの中心を凝視します。線の歪みや見えない部分があれば、加齢黄斑変性が疑われます。早期に眼科での精密検査を行ってください。

文献
1) 安川力：加齢黄斑変性の予防アップデート．あたらしい眼科 2019；36：211-219.

図1　アムスラーチャート（実物大）

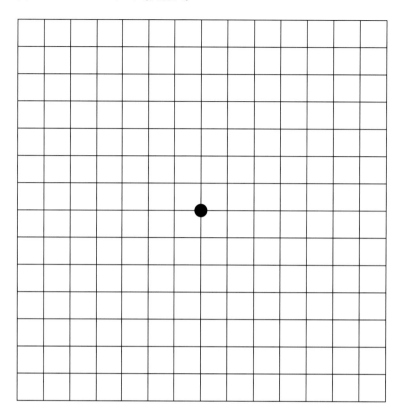

- 約30cm離れたところから、必ず片眼で見る
- 正常であれば、見え方は変わらない

加齢黄斑変性を疑う所見（イメージ）

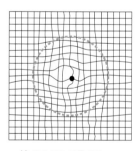

- 線がゆがんで見える

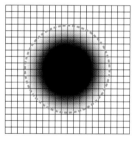

- 暗点が見える

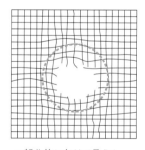

- 部分的に欠けて見える

Q13 加齢黄斑変性の治療方法は？

根本的な治療法はありません。
ただし、滲出型の場合、視力温存を目的に、
抗VEGF薬やPDTレーザーによる治療を
行います。

医師
須田雄三

4
加齢黄斑変性

▌滲出型は、早期の治療開始が重要

　萎縮型加齢黄斑変性（➡p.21 Q11 ）は、現時点では、有効な治療法はありません。

　滲出型加齢黄斑変性（➡p.21 Q11 ）には、主に薬剤による治療とPDT（光線力学的療法）レーザーによる治療の2つの治療法があります。

　しかし、残念ながら治療は現時点での視力を温存することが目的で、黄斑部の機能を改善するわけではありません。そのため、可能なかぎり早期に治療を開始することが視力を維持するうえでは重要です。

▌治療の第一選択は薬剤

　現在では、薬剤による治療法が第一選択となります。

　加齢黄斑変性の発症には、VEGF（血管内皮増殖因子）が関与しているため、抗VEGF薬を眼内へ注射して脈絡膜新生血管を抑えこむ治療法です（図1）。

　通常は、抗VEGF薬の眼内（硝子体）注射を、1回/月×3回行います。その後は、慎重に経過を観察し、悪化傾向（黄斑部の滲出性病変や網膜出血など）があれば、必要に応

図1　抗VEGF薬による治療経過

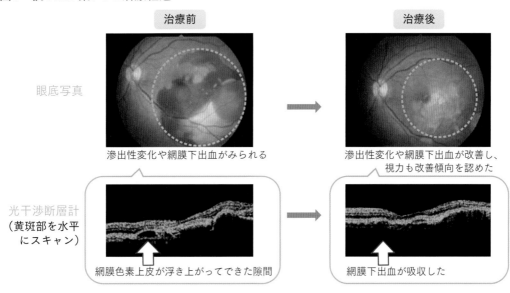

治療前

治療後

眼底写真

滲出性変化や網膜下出血がみられる

滲出性変化や網膜下出血が改善し、視力も改善傾向を認めた

光干渉断層計
（黄斑部を水平
にスキャン）

網膜色素上皮が浮き上がってできた隙間

網膜下出血が吸収した

じて抗VEGF薬の追加投与を行います。

治療効果は高いが高リスク

抗VEGF薬による治療は、他の治療法と比較して、疾患の抑制効果が強いです。

しかし、治療にかかる費用が高く、頻回な治療が必要となること、投与時の眼障害のリスクが高く、脳梗塞などの発症リスクも認められていることから、高リスクの治療法とされています。

PDTは第二選択

第二選択となるのが、眼科用PDTレーザーを用いて、脈絡膜新生血管を選択的に治療するPDTです。

PDTは、光感受性薬剤を体内へ投与して脈絡膜新生血管を造影した後、造影された脈絡膜新生血管に対してPDTレーザーを照射し、脈絡膜新生血管のみを選択的に治療する方法です。

外来加療が可能だが、合併症の発症率が高い

PDTは、主に外来での加療が可能ですが、加療後、1週間は外出できなくなります。体内から光感受性薬剤が消失するまでの期間は遮光が必要となるためです。主に自宅安静とし、特にカーテンを使用した遮光が必要であることを、患者さんに指導しておく必要があります。

また、PDT単独治療は、眼合併症が多く認められるため、現在は抗VEGF薬を同時に使用した併用PDTが多く行われています[1]。

なお、PDTレーザーは特殊な眼科専用レーザーのため、治療可能な施設が限定される点がデメリットとなります。

文献
1) 大中誠之，高橋寛二：抗VEGF剤の眼科応用の現状：AMD．眼科 2019；61：333-339.

Column　iPS細胞による加齢黄斑変性の治療って？

現在、加齢黄斑変性に対する最新の治療法として、多能性幹細胞を用いた治療法の研究が進行（治験）中です。

多能性幹細胞として用いられるのは、主に、ES細胞（embryonic stem cell：胚性幹細胞）と、京都大学の山中伸弥先生が開発したiPS細胞（induced pluripotent stem cell：人工多能性幹細胞）の2つです。iPS細胞は、倫理的な面や拒絶反応の抑制などの観点から、ES細胞より優れているため、わが国では、加齢黄斑変性に対して、iPS細胞由来の網膜色素上皮シート移植が行われています。

網膜色素上皮は、網膜の最外層で、感覚網膜の機能維持に重要な役割を持つ組織です。初期には、拒絶反応を予防する目的で、自己の細胞から作製したiPS細胞を分化誘導して網膜色素上皮シートを作成し、網膜への移植が行われていました。しかし、網膜色素上皮シート作成の費用や培養にかかる時間を抑制するため、拒絶反応の少ない他人のiPS細胞由来の網膜色素上皮シートが使用されるようになりました。

また、移植までの時間を短縮する目的で、他家移植に用いられる網膜色素上皮シートを多く蓄積するバンクプロジェクトも開始されています。このバンクプロジェクトにより、移植が必要な時期に網膜色素上皮シートをすぐに使用することが可能となり、移植の利便性が向上すると考えます。

網膜色素上皮シートは、硝子体手術を施行して、感覚網膜下に移植されます。今後、視機能の改善についての報告が行われる予定のため、その結果が待たれるところです。臨床に用いられるためには、移植時期や移植方法などさまざまな問題点を克服しなければならないため、さらに時間を要すると思われます。しかし、加齢黄斑変性の治療法は大きく進歩しており、今後iPS細胞を用いた移植法が視機能低下をきたした患者さんにとって光明となることを、強く望んでいます。

（須田雄三）

Q14　網膜中心静脈閉塞症・網膜静脈分枝閉塞症ってどんな病気？

A　網膜中心静脈または分枝が閉塞し、網膜出血、黄斑浮腫および滲出性網膜剥離をきたし、視機能が低下する病気です。

医師
宮島大河

網膜静脈の閉塞部位によって2種類に分かれる

　網膜静脈は、網膜に分布する血管の1つです。網膜静脈が、さまざまな原因で閉塞をきたし、網膜出血などを生じたのが、網膜静脈閉塞症という病気です（図1）。

　網膜静脈の「根元」が閉塞した場合は網膜中心静脈閉塞症となり、網膜広範に出血を認めます（図2）。

　また、末梢の静脈である「分枝」が閉塞すると網膜静脈分枝閉塞症となり、部分的な範囲の網膜に出血をきたします（図3）。

　日本人の場合、40歳以上の約2％にみられるといわれています[1]。

主症状は3つある

　主な症状として挙げられるのは、視力低下、視野障害、変視症です。

図1　「閉塞部位」による網膜静脈閉塞症の分類

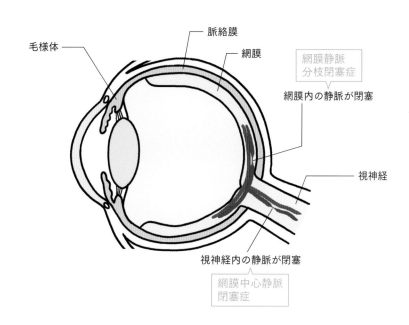

図2　網膜中心静脈閉塞症（眼底写真）

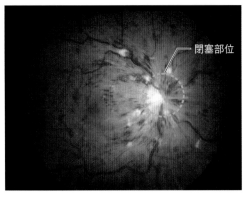

閉塞部位

● 網膜中心静脈閉塞症により、出血を呈した例

図3　網膜静脈分枝閉塞症（眼底写真）

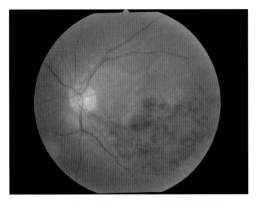

● 網膜静脈分枝閉塞症により限局的な網膜出血を
　呈した例

1．視力低下

　視機能に一番かかわりのある黄斑部に浮腫
が生じると視力低下をきたします。

2．視野障害

　視野障害の程度や範囲は、出血の部位や範
囲に応じて変化します。

　例えば、上方の網膜に広範な出血がある場
合は、下方の視野（足元の視野）が障害され、
歩きづらさを訴える可能性もあります。この
ように、出血が起きた網膜とは対側の視野に
異常をきたすことが多いです。

3．変視症

　真っすぐの線が曲がって見えてしまったり
する変視症を訴える場合もあります。

高血圧・動脈硬化で
発症リスク上昇

　網膜静脈閉塞症の主な原因として、高血圧
や動脈硬化といった生活習慣に非常に密接し
た全身疾患が挙げられます。

　特に高血圧は、網膜静脈閉塞症の基礎疾患
として非常に多くみられます。ただし、高血
圧がない場合でも動脈硬化があるだけで、本
疾患のリスクは上昇するといわれています。

　静脈閉塞をきたす基礎疾患を予防するため
の生活習慣指導を行っていくことが、非常に
大切です。

文献
1）　Yasuda M, Kiyohara Y, Arakawa S, et al. Prevalence
　　and systemic risk factors for retinal vein occlusion
　　in a general Japanese population：the Hisayama
　　study. *Invest Ophthalmol Vis Sci* 2010；51（6）：
　　3205-3209.

Q15 網膜中心静脈閉塞症・網膜静脈分枝閉塞症の治療方法は？

A 血流の悪くなった網膜から分泌される
血管内皮増殖因子（VEGF）を抑える薬剤を、
硝子体内に投与することを検討します。

医師
宮島大河

治療目的は「新生血管を増やさない」こと

　網膜静脈の血流が悪くなった部位からVEGF（血管内皮増殖因子）が分泌されることにより、虚血網膜に新生血管が生じてくることがあります（図1）。

　この新生血管は、さらなる出血をもたらすだけでなく、進行すると眼圧上昇を伴う新生血管緑内障を引き起こす可能性があります。

　したがって、治療は、どのようにしてVEGFのはたらきを抑え、新生血管を増やさないようにするか、が中心になります。

抗VEGF薬の硝子体内注射

　抗VEGF薬の硝子体内注射は、直接VEGFに作用し、視力低下の原因（黄斑浮腫、図2など）を抑制するため、世界標準の治療となってきています[1]。

図1　VEGFと血管新生

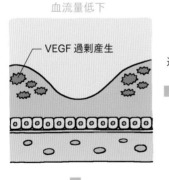

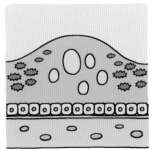

血流量低下　　　　　　　　　　　　　浮腫発生

VEGF 過剰産生

血管透過性亢進

硝子体出血

血管新生

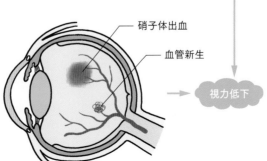

視力低下

● VEGF がもっている、血管透過性を亢進させて浮腫を引き起こすはたらきと、血管新生を引き起こすはたらきによって、視力低下が生じる

注射施行後の合併症としては、感染症・出血・水晶体損傷などが挙げられます。特に、眼内炎（➡p.49　Q28 ）は、視機能の著しい低下を引き起こす可能性があるため、注意が必要です。

　施設にもよりますが、注射施行後は、抗菌薬含有軟膏を塗布し、抗菌点眼薬を一定期間使用してもらうことにより、眼内炎を予防することもあります。

網膜光凝固術

　網膜中心静脈が閉塞した場合は、虚血領域が非常に広範となります。そのため、虚血網膜からのVEGF産生を抑制する目的で、網膜光凝固術を施行することも治療として選択されます。

　網膜中心静脈閉塞症による広範な虚血領域を放置しておくと、虹彩に新生血管が形成され、新生血管緑内障を発症します（➡p.3　Q16 ）。難治性の緑内障なので、発症しないように治療することがポイントです。

文献
1）　Tan MH, McAllister IL, Gillies ME, et al. Randomized controlled trial of intravitreal ranibizumab versus standard grid laser for macular edema following branch retinal vein occlusion. *Am J Ophthalmol* 2014；157：237-247.

図2　網膜中心静脈閉塞症で生じた黄斑浮腫と正常眼の黄斑（OCT）

黄斑浮腫

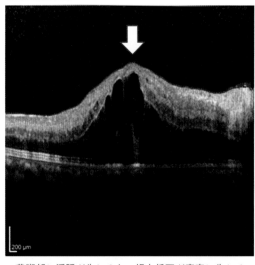

●黄斑部に浮腫が生じると、視力低下が高率に生じる

正常

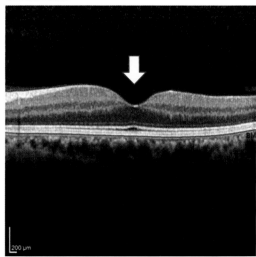

●正常眼では、黄斑部が凹んでいる

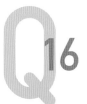

緑内障には、どんな種類があるの？

原発性、続発性に大別され、隅角が閉塞しているか否かで病態が異なります。小児期に発症するものもあります。

医師

森春樹
永田万由美

発症要因や隅角の構造によって分類される

　緑内障は、何らかの原因によって、視神経が障害され、視野が狭くなる疾患です。

　緑内障は、眼の機能的・構造的異常を特徴とする疾患です。視神経と視野に特徴的な変化が現れますが、通常、眼圧を十分に下降させることで、視神経障害を改善もしくは抑制することができます。

　緑内障は、隅角（房水が眼から外へ流出される出口、図1）の構造や、発症の要因によって分類されます。

　「緑内障＝眼圧上昇」だけではありません。

原発緑内障

　緑内障を発症する他の要因がないのが、原発緑内障です。原発緑内障は、隅角の構造によって、①原発開放隅角緑内障、②正常眼圧緑内障、③原発閉塞隅角緑内障の3つに分類されます（図2）。

　原発閉塞隅角緑内障は、急性発作を起こすことが多く、注意が必要です。

図1　隅角の構造と房水の流れ

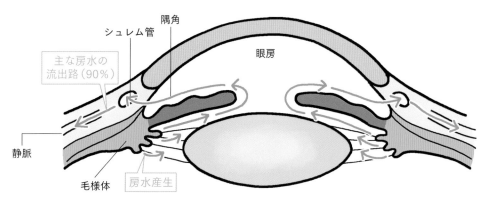

隅角

シュレム管

眼房

主な房水の
流出路（90％）

静脈

毛様体　房水産生

● 房水は、毛様体上皮で産生され、眼房を灌流した後、眼外や静脈系へ流出していく

図2　原発緑内障の分類

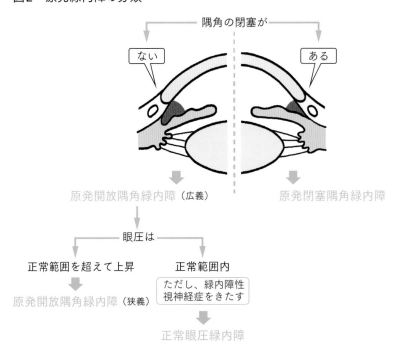

隅角の閉塞が

ない | ある

原発開放隅角緑内障（広義）　原発閉塞隅角緑内障

眼圧は

正常範囲を超えて上昇　正常範囲内

原発開放隅角緑内障（狭義）

ただし、緑内障性
視神経症をきたす

正常眼圧緑内障

続発緑内障

　他の疾患により、二次的に緑内障を発症するのが、続発緑内障です。

　原因は、以下の2つに大きく分けられます。

①糖尿病網膜症や網膜中心静脈閉塞症などによる血管新生（新生血管緑内障）や炎症による癒着、水晶体亜脱臼などにより隅角が閉塞してしまうもの

②ステロイド内服や、外傷、手術、ぶどう膜炎などの炎症により、隅角の房水流出抵抗が上昇してしまうもの

小児緑内障

　小児期に発症する緑内障は、小児（発達）緑内障と呼ばれ、先天異常を伴うかどうかで細分化されます。

　小児のため疾患に気づきにくく、眼科医の診察が重要になります。

文献
1）　日本緑内障学会緑内障診療ガイドライン作成委員会編：緑内障診療ガイドライン第4版. 日眼会誌 2018；122：5-53.
2）　山本哲也編：緑内障診療テキスト. 南江堂, 東京, 2018.

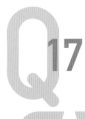

Q17 緑内障の治療方法は？

唯一、確実な治療は眼圧下降です。
薬剤治療、レーザー治療、観血的手術により、
良好な眼圧を保つことが、治療目標となります。

医師

森　春樹
永田万由美

治療目的は
視覚の質・QOLの維持

　緑内障の治療目的は、視覚の質と、それに伴う生活の質を維持するために、眼圧、視神経網膜、視野を維持することです。

　確実な治療方法は、眼圧下降だけです。そのため、いろいろな治療を使い分けて眼圧下降を図っていきます（図1）。

治療方法は、主に3種類

1. 薬物治療

　薬物治療では、主に点眼による局所投与を行います。プロスタグランジン製剤やβ受容体遮断薬、炭酸脱水酵素阻害薬、α_2受容体刺激薬といった薬剤が主に使用され、さまざまな機序の薬を組み合わせて使用します。

　副作用やアレルギーが生じることが多く、眼圧とともにそちらも注意深く診察する必要があります。

　効果不十分の場合、内服による全身投与も検討されます。

2. レーザー治療

　眼外からレーザーを照射して行うのが、レーザー治療です。

　瞳孔ブロック（➡p.35 Q18）解除や隅角拡大を目的としたレーザー虹彩切開術、房水流出率の改善を狙うレーザー線維柱帯形成術、毛様体を破壊して房水産生を抑制する毛様体光凝固術などがあります。

　前房出血や一時的眼圧上昇、虹彩炎や角膜内皮障害といった術後合併症に注意が必要です。

3. 観血的手術

　薬物治療やレーザー治療が著効しない場合は、観血的手術が行われます。

　手術の方針は、大きく2つに分かれます。
　①前房と結膜下組織の間に房水流出路を作成する濾過手術（線維柱帯切除術、チューブシャント術）
　②線維柱帯を切開し房水流出を促進する房水流出路再建術（線維柱帯切開術）

　近年、低侵襲で合併症の少ない低侵襲緑内障手術（minimally invasive glaucoma surgery：MIGS）も普及してきています。

文献
1) 日本緑内障学会緑内障診療ガイドライン作成委員会編：緑内障診療ガイドライン第4版. 日眼会誌 2018；122：5-53.
2) 山本哲也編：緑内障診療テキスト. 南江堂, 東京, 2018.

6
緑内障

図1　緑内障の治療方針

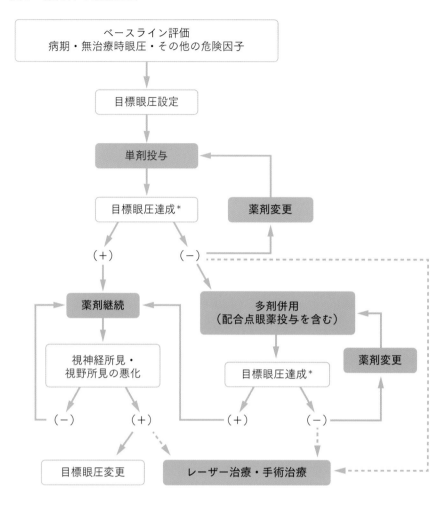

＊副作用やアドヒアランスも配慮する

日本緑内障学会緑内障診療ガイドライン作成委員会編：緑内障診療ガイドライン第4版. 日眼会誌 2018；122：11. より転載

Q18 眼圧が上がると頭痛や悪心・嘔吐が出現するのは、なぜ？

A 急激な眼圧上昇により、三叉神経領域の痛みや、迷走神経反射が引き起こされるためです。他の内科疾患との鑑別が大切となります。

医師
森 春樹
永田万由美

眼に分布している2つの神経が関与

閉塞隅角緑内障の急性発作によって急激な眼圧上昇が起きているとき、虹彩根部は瞳孔ブロック（水晶体と虹彩の間隔が狭くなること）により変形しています（図1）。これにより、虹彩毛様体の虚血性炎症が起こって、激しい眼痛が生じます。

1. 頭痛は「三叉神経」による症状

眼球の痛みは、三叉神経第一枝が担っています。そのため、三叉神経第一枝領域の頭部や副鼻腔、耳、歯などにも痛みが放散し、眼痛とともに頭痛を訴えることが多いのです。

2. 悪心・嘔吐は「迷走神経」による症状

眼圧が急激に上昇すると、眼球に圧がかかります。その結果、迷走神経反射がはたらき、悪心・嘔吐が生じます。

他の疾患との鑑別が重要

頭痛や悪心・嘔吐は、他の内科疾患でも生じることの多い症状です。そのため、救急外来では脳や消化器の疾患と間違われることが多く、眼科的治療が遅れることがあります。

頭痛や悪心・嘔吐を主訴に来院した患者さんに対しては、常に急性緑内障発作を鑑別に入れることが重要です。

1. 頭痛、悪心・嘔吐以外に現れる症状（図2）

急性緑内障発作の場合、上記以外にも、さまざまな症状が現れます。

自覚症状は、視力低下、霧視（目がかすむこと）、虹視症（光の周囲に虹がかかって見えること）などです。他覚症状には、結膜充血、毛様充血、角膜上皮浮腫・混濁、中等度散瞳、対光反射の減弱・消失などがあります。

6
緑内障

図1　急性緑内障発作時の前眼部（OCT）

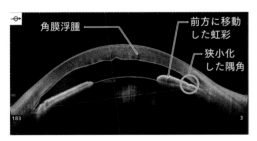

角膜浮腫／前方に移動した虹彩／狭小化した隅角

● 虹彩が前方に移動しており、隅角が狭小化している

図2　急性緑内障発作時にみられる所見

角膜輪部周囲の充血　（網様体の炎症・充血による）

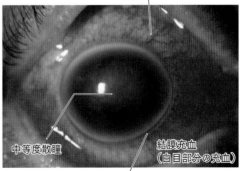

中等度散瞳／結膜充血（白目部分の充血）／角膜浮腫

発作を放置した場合、一晩〜数日で不可逆的な視力障害を残すため、上記のような症状を認める場合には、可及的すみやかに眼科医の診察・治療を受ける必要があります。

文献
1) 日本緑内障学会緑内障診療ガイドライン作成委員会編：緑内障診療ガイドライン第4版. 日眼会誌 2018；122：5-53.
2) 山本哲也編：緑内障診療テキスト. 南江堂, 東京, 2018.

Part1　疾患：麦粒腫・霰粒腫

Q19 麦粒腫（ばくりゅうしゅ）と霰粒腫（さんりゅうしゅ）って、どう違うの?

 眼瞼部の汗腺・脂腺の細菌感染による炎症が麦粒腫、マイボーム腺出口が閉塞し、慢性的な炎症が起きて肉芽腫となったものが霰粒腫です。

医師
高橋鉄平
永田万由美

麦粒腫の原因は細菌感染

麦粒腫は、俗に「ものもらい」といわれる疾患で、眼瞼部の脂腺・汗腺（図1-A）の細菌感染によって生じます。

初期には、まず、瞼に局所的な発赤・腫脹をきたし、軽度の疼痛・瘙痒感を認めます。

炎症が強くなってくると症状が増強しますが、化膿がある程度まで進むと、自壊して症状は寛解します。

基本的に感染する疾患ではなく、自然治癒することもあります。

霰粒腫の原因は慢性的な炎症

霰粒腫は、眼瞼部にある脂腺（マイボーム腺、図1-B）の出口が閉塞して、慢性的な炎症が起きた結果、免疫反応によって肉芽腫といわれる塊が形成される疾患です。

症状としては、眼瞼部の腫脹・異物感を認

図1　眼瞼部の汗腺と脂腺

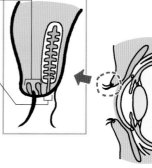

A
脂腺・汗腺
● 眼瞼の外側には、汗腺と小さな脂腺がある

B
マイボーム腺
● 涙液を眼球全体に行きわたらせて、蒸発を防ぐ脂を分泌する

めます。可動性が良好で、表面平滑な腫瘤を触れるのが特徴的です。

基本的に、麦粒腫のような疼痛は認めず、細菌感染も伴わない無菌性の炎症です。しかし、時折、感染を伴う場合があり、麦粒腫と同様の症状を認める場合もあります。

文献
1) 渡邉郁緒, 新美勝彦：イラスト眼科. 文光堂, 東京, 2003：153.

Q20 麦粒腫と霰粒腫の治療方法は？

A 麦粒腫は、抗生物質の点眼・内服が基本です。
霰粒腫は、抗生物質の点眼やステロイド軟膏の
塗布、場合によっては外科的処置を考えます。

医師
高橋鉄平
永田万由美

麦粒腫の治療

軽症の場合、自然に改善するものもありますが、基本的には細菌感染に対して抗生物質の点眼・内服治療で経過をみていきます。

治療開始が遅れ、化膿が進んだ場合は、発赤している部分を切開し、排膿する場合もあります。

霰粒腫の治療

腫瘤が小さければ、そのまま経過観察でも問題ありませんが、大きくなると不快感や外見上の問題が出てきます。

一般的には、抗生物質の点眼・軟膏治療、もしくは外科的な摘出が行われます。

腫瘤が小さい場合は、点眼・軟膏治療で寛解することが多いです。

腫瘤が大きい場合でも、多くの場合、点眼・軟膏治療で寛解しますが、治療期間が長びくことが多いため、患者さんと相談し、外科的な治療（ステロイド薬の注射、外科的な摘出）を考えていきます。

また、悪性腫瘍の鑑別も必要になるので、外科的に摘出し、病理で精査をすることもあります（図1）[3]。

図1　霰粒腫の外科的治療

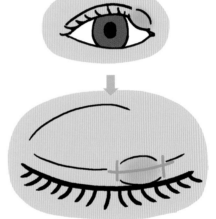

断端をマークし、中央に切開を加える

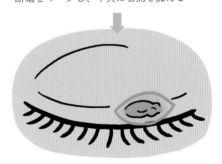

その後、肉芽組織の内容物を摘出する

文献
1）木下茂，中澤満，天野史郎編：標準眼科学第12版．医学書院，東京，2013：189．
2）渡邉郁緒，新美勝彦：イラスト眼科．文光堂，東京，2003：153．
3）木村英也，井上恵美子編，眼科手術とケア 黄金マニュアル．メディカ出版，大阪，2017：121-131．

7

麦粒腫・霰粒腫

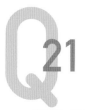

Q21 結膜炎には、どんな種類があるの？

感染性結膜炎（細菌性結膜炎やウイルス性結膜炎など）と、非感染性結膜炎（アレルギー性結膜炎など）があります。

医師

石井洋次郎

細菌性結膜炎

上気道の常在細菌であるインフルエンザ菌や肺炎球菌などが原因で生じる結膜炎です。

軽度の結膜充血と浮腫、粘液膿性（粘液と膿が混ざった）黄緑色の眼脂が特徴です。

冬に、小児が風邪をひいた場合に伴発することが多く、「朝起きたら眼脂が乾いてまぶたが張りついている」といった訴えで来院されます。

ウイルス性結膜炎

アデノウイルスが原因の咽頭結膜熱や流行性角結膜炎、エンテロウイルスが原因の急性出血性結膜炎などがあります。いずれも学校保健安全法に指定されています。

咽頭結膜熱は発熱・咽頭炎を伴い、結膜充血と流涙、漿液性の眼脂が特徴で、夏季に流行することが多くプール熱とも呼ばれます。

流行性角結膜炎は保育園・幼稚園・小学校のみならず家庭・職場でも流行しやすく注意が必要です（➡ p.40 Q23）。

アレルギー性結膜炎

花粉症として広く知られている季節性のものと、ハウスダストやペットなどが原因となる通年性のもの、その他があります。

瘙痒感や流涙の訴えが多く、眼瞼結膜に乳頭増殖を認めます（図1）。

図1 乳頭増殖（春季カタルによる）

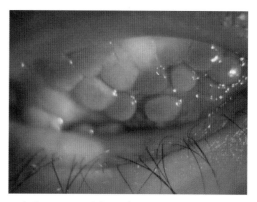

● 春季カタルとは、重症タイプのアレルギー性結膜炎のこと
● 写真のように巨大化すると、角膜損傷が生じうる

Q22 結膜炎には、どんな薬を使うの?

細菌性結膜炎には抗生物質、アレルギー性結膜炎には抗アレルギー薬を使います。ウイルス性結膜炎では、混合感染・炎症を防ぐ薬を使います。

医師

石井洋次郎

種類によって用いる薬剤が異なる

1. 細菌性結膜炎

主に、抗生物質の点眼薬で治療します。

炎症の程度に応じて抗炎症作用のある点眼薬(ステロイド、非ステロイド性抗炎症薬[non-steroidal anti-inflammatory drugs：NSAIDs])を併用します。

近年は薬剤耐性菌の増加に伴い、難治症例も増加しています。

2. ウイルス性結膜炎

結膜炎を引き起こす頻度の高いウイルス(アデノウイルスなど)に対する特異的な抗ウイルス薬は存在しないので、基本的に治療薬はありません。

しかし、ウイルス感染により、他の細菌感染などを併発しやすい状況にあるため、混合感染予防目的に、抗生物質の点眼薬を使用します。

また、炎症をおさえるために、ステロイド点眼薬を使用することもあります。

3. アレルギー性結膜炎

主に、抗アレルギー薬の点眼薬で治療しますが、抗原から身を守るセルフケア(花粉症の季節に、マスクやゴーグルを使用するなど)も非常に重要です。

また、抗炎症作用を目的として、NSAIDs点眼薬やステロイド点眼薬も併用します。

点眼薬使用時の注意点

ステロイド点眼薬は、強い抗炎症作用があります。しかし、眼圧上昇、免疫力低下による感染症の悪化、長期使用による白内障合併など、眼合併症が多岐におよぶため、漫然と長期使用するのは避けるべきです。

NSAIDs点眼薬は、ステロイド点眼薬と比べて抗炎症作用は弱いですが、上記のような副作用が出ないため、炎症が軽度の場合や、通年性アレルギー性結膜炎など慢性経過となりやすい場合には、よい適応となります。

Q23 流行性角結膜炎が起こったら、何に注意すればいいの？

他者に感染させないように注意することが大事です。院内感染はもちろん、家族、職場、学校で感染が広がらないように注意する必要があります。

医師

石井洋次郎

感染予防が最も重要

1. 接触感染を防ぐ

　流行性角結膜炎の原因となるアデノウイルスの感染経路は、接触感染です。

　院内感染を防ぐため、流行性角結膜炎に感染している、あるいは感染が疑わしい患者さんの眼に触れた場合、医療者は、必ず手洗いをし、アルコール消毒をそのつど実施する必要があります。

　表1に眼科における滅菌・消毒方法の一覧を示します。

2. 患者指導で注意事項を説明する

　患者指導では、流行性角結膜炎が非常に「うつりやすい結膜炎」であることをよく説明することが重要です。

　眼の周りを触った手で色々なものを触らないように指導します。

　流行性角結膜炎は、学校保健安全法で第三種感染症に指定されているため、医師により伝染の恐れがないと認められるまでは出席停止となります。

　また、炎症が強いと、時に重症化し、角膜の混濁や偽膜を形成する場合があります。そのため、炎症が落ち着くまでは眼科への通院が必要であることを説明します。

流行性角結膜炎の症状と診断

　流行性角結膜炎の症状としては、強い結膜充血、眼の異物感、眼が開かないほどの多量の眼脂、耳前リンパ節の腫脹などが特徴的です（図1）。

　しかし、実際に確定診断するためには迅速診断キット（図2）を用いてウイルスを検出する必要があります。とはいえ、発病3日以降はウイルス検出率が下がること、迅速診断キットの感度は70～80％程度であるため、迅速診断キットが陰性だからといって、流行性角結膜炎ではないと言い切れないことに、注意が必要です。

文献
1) 石岡みさき：流行性角結膜炎にまつわるあれこれ. 眼科ケア 2017；19：649-654.
2) 服部知明：アデノウイルス結膜炎. 眼科ケア 2017；19：140-141.

表1　眼科における滅菌・消毒方法

対象	方法
手術器具、睫毛鑷子、涙洗針 など	患者さんごとに、使用のたびに滅菌する
眼圧計チップ、接触型レンズ、眼鏡枠、検眼レンズ など	水洗い後、消毒薬に浸漬させてから、また水洗いをする
スリット台、各種検査機器、診断装置、眼底観察用レンズ など	消毒用アルコールで二度拭きをする
ドアノブ、椅子、手すり など	定期的に消毒をする

石岡みさき：流行性角結膜炎にまつわるあれこれ. 眼科ケア 2017；19：649-654. より転載

図1　流行性角結膜炎の前眼部写真

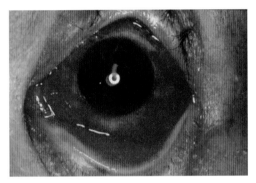

● 球結膜下出血を伴う強い結膜充血がみられる

図2　アデノウイルスの迅速診断キット

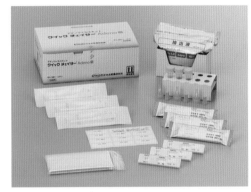

クイック チェイサー® Adeno眼（写真提供：日本点眼薬研究所）
● 結膜滲出液を含む涙液を使用する場合はろ紙、角結膜ぬぐい液を使用する場合は滅菌綿棒を用いる

8
結膜炎

Column　COVID-19と結膜炎

　2019年12月以降、中華人民共和国湖北省武漢市で新型コロナウィルス感染症（corona virus disease 19：COVID-19）の発生が報告されて以来、世界各地に感染が拡大しました。

　眼科に関することとしては、COVID-19感染の初期症状として「結膜炎」が見られ、涙液を介して感染が広がる可能性が指摘されています。

　2020年6月現在、結膜炎に関する詳しい報告はまだ少ないのですが、中国湖北省のCOVID-19患者38人中12人（31.6％）に結膜炎症状がみられ、2人（16.7％）の患者では鼻汁と涙液のPCRにおいてCOVID-19陽性を認めたという報告があります[1]。

　現時点では、結膜炎の所見からCOVID-19感染の有無を診断することは困難です。よって、結膜炎の患者さんが来院されたら、COVID-19による結膜炎も念頭に置いて対応する必要があるでしょう。

　渡航歴や全身状態、発熱の有無などを確認し、手袋、マスク、ガウンを装着するなど、感染防護対策を万全にして診療にあたることが大切です。
（永田万由美）

文献
1)　Wu P, Duan F, Luo C, et al. Characteristics of ocular findings of patients with coronavirus disease 2019 (COVID-19) in Hubei Province, China. *JAMA Opthalmol* 2020；138：575-578.

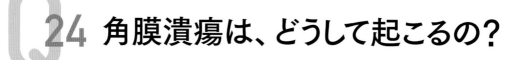

Q24 角膜潰瘍は、どうして起こるの?

眼外傷や角膜の乾燥に伴う微細な傷などで
バリア機能が破綻した部位に、細菌などの
微生物が付着することで発症します。
免疫反応で起こる場合もあります。

医師
坂東　誠

「感染性か非感染性か」で治療方針が異なる

角膜潰瘍は、角膜上皮から角膜実質にかけての欠損を伴う状態を指します。

眼痛や視力低下を主訴に受診されることが多く、フルオレセイン染色を用いた細隙灯顕微鏡写真（➡ p.83 Q43 ）で確認します。

角膜潰瘍の原因は、大きく分けて感染性（細菌・真菌・ヘルペスウイルス・アカントアメーバ）と、非感染性に分けられます。

これらの鑑別は、治療方針（ステロイド薬を使用するか否か）を決定する際に非常に重要です。

問診や診察所見から原因を推測する

一般的には「感染性は角膜中央部付近、非感染性の場合は角膜周辺部に潰瘍を形成することが多い」[1] といわれています。

1. 感染性の場合

感染性の場合、臨床所見、眼外傷の既往やコンタクトレンズ装用歴などの問診が重要です。

原因菌の同定には、角膜擦過物の病理検査（塗抹検鏡・培養検査）が必須です。

原因菌は、細菌では緑膿菌・ブドウ球菌・肺炎球菌が、真菌ではフザリウム属、アスペルギルス属が多いとされています。

真菌性角膜潰瘍は、眼外傷（特に、植物による突き目）を契機に発症するものが44%を占める[2] と報告されています。

アカントアメーバ角膜感染は、患者さんの85 〜 90%がコンタクトレンズ装用者[3] といわれています。コンタクトレンズの洗浄・消毒が不十分であったり、適切に行われていなかったりする場合に、保存容器内でアカントアメーバが増殖してしまうことが原因です。

ヘルペスウイルス性角膜潰瘍（図1）は、単純ヘルペスウイルス（herpes simplex virus：HSV）や水痘・帯状疱疹ウイルス（varicella-zoster virus：VZV）が原因になります。

2. 非感染性の場合

非感染性には、カタル性角膜潰瘍（眼瞼常在菌に対するⅢ型アレルギー）や、Mooren潰瘍（図2）、リウマチ性疾患に伴う周辺部潰瘍があります。

カタル性角膜潰瘍は、2・4・6・8・10時方向に好発する小さな潰瘍です。Mooren潰瘍・周辺部潰瘍は、角膜輪部に広範囲な潰瘍を形成するのが特徴です。

図1 ヘルペスウイルス性角膜潰瘍

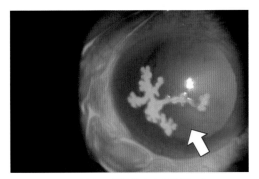

● フルオレセイン染色で樹枝状病変が確認できる

図2 Mooren潰瘍

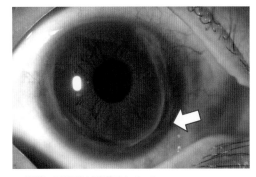

● 角膜の周辺部が菲薄化している

文献
1) 相馬剛至：周辺部角膜潰瘍の鑑別と治療. OCULISTA 2018；59：36-40.
2) Alfonso EC, Rosa Jr RH, Miller D. Fungal keratitis. In: Krachmer JH, Mannis MJ, Holland EJ, ed. Cornea Vol Ⅱ. Cornea and External Disease：Clinical Diagnosis and Management. Mosby, St Louis, 1997：1253-1265.
3) 石橋康久：アカントアメーバ角膜炎. 臨床眼科 2003；57：176-181.

9

角膜潰瘍

Column　カラーコンタクトレンズと角膜潰瘍

　まず大前提として知っていただきたいのは、カラーコンタクトレンズに限らず、あらゆるコンタクトレンズは、眼表面に直接異物を接触させている以上、使用方法によっては感染のリスクは避けられないということです。つまり、誤った方法で使用すると、感染のリスクを高めてしまいます。では、感染のリスクが高まる要因には、どういったことが挙げられるでしょうか。

　1つには、洗浄が必要なコンタクトレンズに対して、こすり洗いをしなかったり、水道水で洗ったりということが挙げられます。もう1つには、交換時期を過ぎて使用したり、連続装用（つけたまま寝たり、何日もつけっぱなしにするなど）が挙げられます。

　カラーコンタクトレンズがとりわけ問題になるのは、眼科施設を介さず、インターネットなどで気軽に入手できるため、適切な使用方法・洗浄方法を指導されず、上記のようなリスクを理解せずに装用していること、製造方法に問題があるものや酸素透過率が悪いといった粗悪な商品が出回っていることが原因と考えられます。

（石井洋次郎）

Q25 角膜潰瘍の治療方法は？

感染性の場合は抗菌薬の点眼が、
非感染性の場合はステロイド点眼が、
それぞれ治療の主となります。

医師

坂東　誠

■ 感染性は「抗菌薬の点眼」が中心

感染性角膜潰瘍の場合は、初診時に角膜潰瘍部を擦過し、擦過物の検鏡と培養検査を行い、起炎菌の同定や薬剤感受性を確認します。

検査結果が出るまでには数日かかるため、起炎菌が同定されるまでは、系統の異なる複数の抗菌薬（セフェム系・ニューキノロン系など）や抗真菌薬を併用するのが一般的です。

1. 複数点眼を行う場合もある

重症例では、複数の点眼薬の頻回点眼や全身投与を行います[1]。

炎症が強く、前房蓄膿がある場合は、虹彩後癒着を予防するため、散瞳薬を点眼します。

2. 点眼以外の治療が必要な場合もある

眼内への炎症の浸潤が強い場合は、眼内炎（→p.51 Q29）に移行する場合もあるため、抗菌薬の全身投与を行うこともあります（図1）。

アカントアメーバ角膜炎に対しては、抗真菌薬や消毒薬（PHMB［polyhexamethylene biguanide］、クロルヘキシジンなど）、角膜掻把が有効[2]とされています。

薬剤の効果が弱い場合は、角膜掻把や治療的角膜移植（全層角膜移植、図2）を行う場合もあります。

■ 非感染性は「ステロイド点眼」が主

非感染性角膜潰瘍の場合は、免疫反応やアレルギー反応が原因となるため、ステロイドの点眼や全身投与による消炎治療が治療の主となります。タクロリムス点眼薬による免疫抑制を行う場合もあります[3]。

これらの薬剤を使用していると、易感染性となるため、感染性角膜潰瘍の併発を予防するために、抗菌薬の点眼も併用します。

しかし、ステロイド治療を行っても、潰瘍が徐々に深くなってしまう患者さんもいます。最終的に角膜潰瘍部が穿孔してしまった場合は、角膜移植術で穿孔部を閉鎖する必要があります。

文献
1) 福田昌彦：細菌性角膜炎. 大路正人, 後藤浩, 山田正和, 他編, 医学書院, 東京, 2016；313-316.
2) 大塩毅：福岡大学病院における最近10年間のアカントアメーバ角膜炎の治療成績. 臨床眼科 2019；73：1291-1296.
3) 唐下千寿：タクロリムスが奏効した難治性Mooren潰瘍の1例. 臨床眼科 2013；67：1149-1153.

図1　緑膿菌による感染性角膜潰瘍

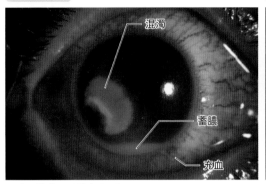

治療開始時

混濁

蓄膿

充血

●前房蓄膿や毛様充血を認める

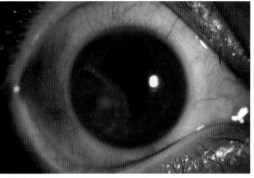

治療後

●抗菌薬の頻回点眼と全身投与後10日目
●混濁が縮小し、前房蓄膿や毛様充血も軽減している

図2　治療的角膜移植

患者さん自身
（レシピエント）の角膜

ドナーの角膜

角膜移植には、全層移植とパーツ移植があるが、治療的角膜移植は全層移植のみである

Column　角膜の「パーツ移植」って？

　角膜は、角膜上皮・ボーマン膜・実質・デスメ膜・内皮の5層から構成されています。

　全層移植は、5層全てを移植する方法です。一方、パーツ移植は、角膜の障害された部位のみを移植する方法で、以下の種類があります。

● ALK：上皮＋ボーマン膜＋実質浅層（移植片の厚さは約200～250μm）｝角膜上皮～実質を
● DALK：上皮＋ボーマン膜＋実質浅層（移植片の厚さは約350～450μm）｝移植
● DSAEK：実質＋デスメ膜＋内皮（移植片の厚さは約100～150μm）｝角膜内皮を移植
● DMEK：デスメ膜＋内皮（移植片の厚さは約70～80μm）

　ALKとDALKは、角膜内皮は正常で、角膜上皮～実質に混濁がある疾患（顆粒状角膜変性症・格子状角膜変性症・ヘルペス性角膜実質炎後の混濁など）が適応になります。術前に前眼部OCTなどを用いて角膜混濁のある深度を確認し、移植時の切開深度（移植片の厚さ）を決定します。

　DSAEKとDMEKは、角膜内皮障害が原因の疾患（Fuchs角膜ジストロフィー・術後角膜内皮障害に伴う水疱性角膜症、角膜内皮炎後など）が適応になります。欧米ではFuchs内皮ジストロフィーが大半を占めますが、わが国では狭隅角症例に対し、アルゴンレーザーによるレーザー虹彩切開術を行った後の水疱性角膜症が多い傾向があります。水疱性角膜症発症後早期に移植を行うことが望ましく、発症から約6か月以上経過すると、実質の不可逆的な混濁が残存し、DSAEK・DMEKの適応がなくなってしまいます。なお、DMEKの移植片は、角膜実質をほとんど含まないため非常に薄く、術中の移植片の操作手技が困難ですが、術後早期より角膜の透明性が得られます。

　パーツ移植は、術中にopen sky（角膜全層を完全に切除して、穿孔している状態）になることを回避できるため、術中の駆逐性出血のリスクを軽減できます。また、全層移植は術後の拒絶反応・外傷に対する脆弱性が問題となることがありましたが、パーツ移植を行うことで、拒絶反応リスク軽減や、外傷時の移植片離開・穿孔のリスクを軽減することが期待できます。

（坂東　誠）

Q26 角膜変性症は、どうして起こるの？

遺伝性と続発性がありますが、
多くは遺伝性です。原因不明の
場合もあります。多くは進行性です。

医師
中村恭子

角膜変性＝角膜の混濁・形状変化

　角膜は、眼球の一番前にある透明なドーム状の組織で、レンズの役割をしています。表面から上皮層、実質層、内皮細胞層の3層からなります（→p.63 Q34）。

　角膜変性症は、透明である角膜内に、本来は存在しない物質が沈着して混濁する病気（顆粒状角膜ジストロフィー、帯状角膜変性）や、角膜の形が変化する病気（円錐角膜）の総称です。

　進行すると視力障害が生じます。自然に改善することはありません。

顆粒状角膜ジストロフィー（図1）

　日本人に多いです。

　遺伝性で両眼性、角膜の中央部実質に境界鮮明な不規則な形の顆粒状の混濁を認めます。

　タイプによりますが、ヒアリンに類似した物質、リン脂質、アミロイドが沈着します。

帯状角膜変性（図2）

　若年性関節リウマチ、高カルシウム血症、副甲状腺機能亢進症、腎不全に対する人工血液透析などの全身疾患や、慢性ぶどう膜炎、緑内障、眼球癆（眼球萎縮）、重症ドライアイなどの眼疾患、硝子体手術でのシリコンオイル注入後などに続発して起こります。

　リン酸塩カルシウムが角膜実質表層に沈着し、帯状の混濁を認めます。

図1　顆粒状角膜ジストロフィー

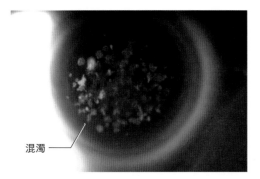

混濁

●白色の小さい顆粒状の混濁がみられる

図2　帯状角膜変性

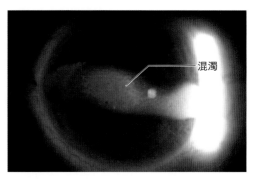

混濁

●白色の帯状の混濁がみられる

図3　円錐角膜

正面	横から

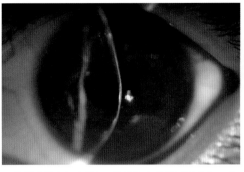 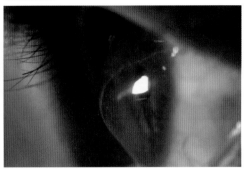

● 角膜が前方に突出し、突出した角膜は薄くなっている

円錐角膜（図3）

　思春期ごろに発症し、角膜中央やや下方部分が薄くなり前方に突出します。

　両眼性で進行性、角膜の中央が円錐状に尖って強い乱視になります。原因は不明です。

文献
1）加藤直子：円錐角膜診療の実際. 日本の眼科 2019；8：1030-1034.
2）森重直行, 山田直之：顆粒状角膜ジストロフィー. 井上幸次編, 角膜混濁のすべて. 中山書店, 東京, 2014：66-73.
3）横倉俊二：帯状角膜変性. 井上幸次編, 角膜混濁のすべて. 中山書店, 東京, 2014：96-100.

Column　重症ドライアイだと、なぜ角膜変性が起こるの？

　重症ドライアイの原因疾患として、最も有名なのは、シェーグレン症候群です。移植片対宿主病、Stevens-Johnson症候群、眼類天疱瘡などではさらに重篤なドライアイを発症します。重症ドライアイはたびたび治療に難渋し、角膜混濁を引き起こします。原因は、以下の4つです。

①ドライアイにより角膜上皮の最表層細胞の過剰脱落による点状表層角膜症をきたすと、上皮層が粗雑となり光の乱反射が生じ、混濁をきたす

②遷延性の角膜上皮欠損を生じると、涙液が角膜実質層に過剰流入して浮腫が生じ混濁をきたす

③角膜感染症を併発し角膜潰瘍となると、傷害された角膜実質の治癒過程で瘢痕（混濁）が残る

④角膜上皮幹細胞（角膜上皮細胞の供給源）が障害・消失すると、結膜組織に角膜が被われ強い混濁を生じる

　ドライアイが軽症であれば点眼のみでコントロール可能ですが、重症だと点眼だけでなく涙点プラグによる治療や涙点閉鎖術手術を行います。　　　　　　　　　　　（山﨑　駿）

図　重症ドライアイ（フルオレセイン染色）	図　眼類天疱瘡の前眼部写真

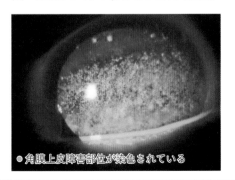 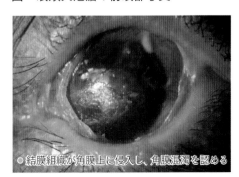

●角膜上皮障害部位が染色されている　　●結膜組織が角膜上に侵入し、角膜混濁を認める

10

角膜変性症

27 角膜変性症の治療方法は？

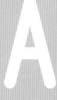

根本的な治療法はありません。変性症状の程度により、コンタクトレンズによる矯正、エキシマレーザーによる混濁除去（PTK）、角膜移植を行います。

医師
中村恭子

治療方法は進行程度によって変わる

混濁の程度が軽度である場合や、混濁が瞳孔を覆っていない場合には、経過観察となります。

顆粒状角膜ジストロフィーの治療

進行して視力障害を生じ、かつ、混濁が角膜実質の表面に近いところにあった場合は、PTK（phototherapeutic keratectomy：エキシマレーザーによる混濁除去）を行います。

PTKは、角膜の厚さが足りないとできないため、もともと角膜が薄い人、レーザー加療歴がある人、感染後で薄くなってしまった人などでは、再治療ができない場合があります。その場合は、角膜移植になります。

帯状角膜変性の治療

PTKを行います。また、塩酸やEDTA（ethylenediamine-tetraacetic acid：エチレンジアミン四酢酸）などの薬品を使ってカルシウムを溶かす方法をとる場合もあります。

高カルシウム血症をきたす全身疾患がある場合や、重症ドライアイでは、その治療を並行して行います。

円錐角膜の治療

変性が軽度であれば、眼鏡やハードコンタクトレンズで矯正して経過観察となります。

進行して矯正できなくなったり、痛くてコンタクトレンズが使用できない場合は、手術で角膜に細いリングを埋め込み、角膜の形状を正常に近付けてコンタクトレンズを装着しやすくしたりする手術があります。それも難しければ、角膜移植手術となります。

角膜に紫外線を当てて角膜を硬くすることによって、変性の進行を止める方法もあります。

文献
1) 加藤直子：円錐角膜診療の実際. 日本の眼科 2019；8：1030-1034.
2) 森重直行, 山田直之：顆粒状角膜ジストロフィー. 井上幸次編, 角膜混濁のすべて. 中山書店, 東京, 2014：66-73.
3) 横倉俊二：帯状角膜変性. 井上幸次編, 角膜混濁のすべて. 中山書店, 東京, 2014：96-100.

Q28 眼内炎は、どうして起こるの？

感染によって起こります。何らかの
原因により、細菌もしくは真菌が眼内
に侵入すると、眼内炎を発症します。

医師
山﨑　駿

眼内炎は緊急治療の
対象となる疾患

　眼内炎は、眼科手術後に起こる術後眼内炎、穿孔性眼外傷後に起こるもの、眼以外の部位にある感染巣（肝膿瘍など）から血行性に眼内に転移し発症する転移性眼内炎などがあります。

　自覚症状は、急激な視力低下です。

　診断は容易ですが、緊急的な治療が必要で、一般的には予後不良で失明する可能性もある非常に恐ろしい疾患です（図1）。予防と早期発見・早期治療が重要となります。

図1　眼内炎（眼底写真）

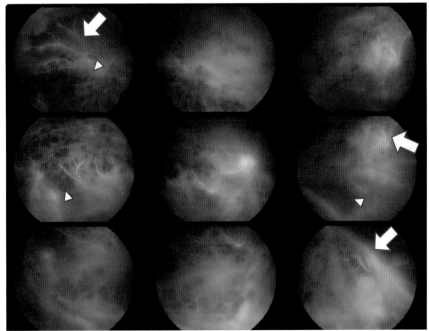

● 硝子体混濁により、全体的に不鮮明である
● 白鞘化した網膜血管（⇨）と、網膜出血（▽）を認める

術後眼内炎の場合

術後眼内炎は、最も重篤な眼科手術合併症で、あらゆる眼科手術の約0.05％[1]に生じます。診断自体は容易で、診断後はすみやかな治療が必要となります。

術後数日〜1週間以内に発症する早発性のものと、術後数ヵ月後に発症する遅発性のものがあります。前房内炎症や硝子体混濁の程度で重症度を判断します。

感染源の特定は難しいですが、患者さんの眼瞼・涙液の細菌が原因となる可能性や、手術器具・手術スタッフの汚染が原因となる可能性があります。

予防として最も重要なのは、ヨード剤を用いた術野の適切な消毒です。

手術後はこまめに診察を行い、少しでも眼内炎を疑う所見があったら、すみやかに適切な治療を開始します。

転移性眼内炎の場合

転移性眼内炎は眼以外の感染症治療中や、中心静脈カテーテルを長期留置している患者さん、免疫不全状態の患者さんなどに発症します。

こちらの疾患の場合でも、やはり早期発見・早期治療が重要です。

治療方法は、術後眼内炎と同様です。

文献
1) 中静裕之：ヨード剤を使いこなす. 日本の眼科 2019；90：7-11.

Column　緑内障のチューブシャント手術って？

緑内障の治療は、薬物治療、レーザー治療、観血的手術に大別されます（表）。チューブシャント術は、観血的手術のなかでも「濾過手術」に分類される手術で、緑内障眼の眼内にチューブを挿入し、房水を眼外（結膜下）に流出させる手術です。

わが国で使われているチューブには、以下の2種類があります。
①プレートのない金属チューブ（アルコン®エクスプレス§緑内障フィルトレーションデバイス）
②プレートのあるシリコンチューブ（バルベルト®緑内障インプラント、アーメド緑内障バルブ）

表　さまざまな緑内障治療

薬物治療	プロスタグランジン、β遮断薬、炭酸脱水酵素阻害薬、α2作動薬など	
レーザー治療	瞳孔ブロック解除、隅角拡大	レーザー虹彩切開術
	房水流出率の改善	レーザー線維柱帯形成術
	房水産生の抑制	網様体光凝固
観血的手術	濾過手術	線維柱帯切除術、チューブシャント術
	房水流出路再建術	線維柱帯切開術
	低侵襲緑内障手術（MIGS）	

図　チューブシャント術（イメージ）

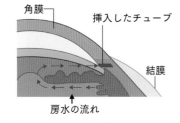

角膜　挿入したチューブ　結膜　房水の流れ

Q29 眼内炎の治療方法は？

A 手術、抗菌薬・抗真菌薬の眼内投与や全身投与を行います。炎症を抑えるために、ステロイド投与も行われます。

医師
山﨑　駿

眼内炎の治療は時間との戦い

　診断から治療までの時間が重要です。診断に迷って治療が遅れてしまうくらいなら、眼内炎を疑った時点で治療を開始しても、早すぎることはないと考えられます。

　治療のタイミングが遅れてしまえば、できる限りの治療をしても失明する可能性があります。

手術をためらわない

　発症早期で軽度の眼内炎であれば、抗菌薬の眼内投与（硝子体注射）や全身投与を行います。治療後は4～6時間後をめやすに再度診察を行い、眼内炎がより進行しているようであれば、迷わず手術を行います（図1）。

　初診時に、すでに重症な眼内炎であれば、第一に手術を選択します。眼内炎に対する最も確実な治療方法は手術です。そのため、眼内炎が疑われた時点ですぐに手術を施行したとしても、早すぎることはありません[1]。

　また、眼内炎の本態は、感染を引き金にした重篤な炎症性疾患です。そのため、抗菌とともに抗炎症も必要不可欠です。抗炎症療法として、ステロイドの全身および局所投与を行います。

　もし、十分な治療を行えない施設であれば、ただちに適切な医療機関へ紹介することも重要です。

文献
1）薄井紀夫：わかりやすい臨床講座　白内障術後眼内炎の治療．日本の眼科　2019；90：23-27.

図1　眼内炎の手術

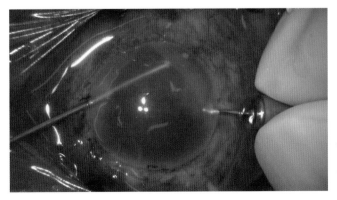

● 炎症による強い充血を認める。角膜浮腫も伴っている
● 写真は、フィブリンの処理、前房洗浄を行っているところ

Q30 斜視は、どうして起こるの？

斜視の原因はおおまかに中枢の異常と、解剖学的異常に分けられます[1]が、原因は1つとは限りません。原因不明のこともあります。

医師
武村千紘

中枢の異常による斜視

　私たちが見た情報は、左右の目から入力され、脳で1つに統合されます。この機能が片眼の視力障害により悪くなると、斜視が引き起こされます。

　屈折異常（遠視など）に伴う調節・輻輳障害による斜視もありますが、遠視があれば必ず斜視が出るわけではありません。遠視にももともとの両眼視機能の障害が加わって斜視となります。

　その他、白子症に認められる視交叉での異常や、Down症候群や脳室周囲白質軟化症など妊娠・分娩時の異常による脳障害、未熟児や低出生体重児は、斜視を合併することが多くなります。

　後天的には、虚血、外傷、腫瘍、動脈瘤などが原因となることもあり、注意が必要です。最近ではデジタルデバイス（スマートフォンやパソコンなど）の関連が疑われる急性内斜視の報告が増えています[2]。

解剖学的異常による斜視

　眼球を動かしている外眼筋の欠損や低形成、付着部異常、甲状腺眼症にみられるような炎症・線維化などが挙げられます。

　また、眼窩と外眼筋をつなぐ組織の偏位や緩み、眼球の大きさや眼窩の異常構造、未熟児網膜症にみられる中心窩偏位などがあります。

斜視の遺伝学

　欧米人では内斜視、東洋人では外斜視が多くみられます。

　わが国では、間欠性外斜視に強い遺伝要因が認められます。双生児における斜視の発症状況の研究では、一卵性の方が二卵性に比べ、斜視のタイプが一致する比率が高くなります。これまで7番染色体に斜視関連遺伝子座が見つかっていますが、そのうちどれが斜視発症に関与する遺伝子かはわかっていません[3]。

　その他、先天性外眼筋線維症など一部の斜視は原因遺伝子の解明が進んでいます。

文献
1) 佐藤美保：斜視の原因と遺伝. あたらしい眼科 2002：19：1535-1542.
2) 吉田朋世, 仁科幸子：デジタルデバイスと急性内斜視. あたらしい眼科 2019：36：877-882.
3) Shaaban S, Matsuo T, Fujiwara H, et al. Chromosomes 4q28.3 and 7q31.2 as new susceptibility loci for comitant strabismus. *Invest Ophthalmol Vis Sci* 2009；50：654-661.

Q31 斜視には、どんな種類があるの?

先天性/後天性、片眼性/交代性、
恒常性/間欠性/周期性、共同性/非共同性、
原発性/続発性などがあります。

医師
武村千紘

問診、視診からの分類

　斜視の分類によって、さまざまな種類があります。

　主訴、発症時期・頻度、随伴症状、治療歴、既往歴、家族歴を問診し、臨床所見と合わせておおまかに分類します（表1）。

1. 発症時期による分類

　「いつから、どうなったか」という病歴の問診は重要です。

　内斜視の場合、生後6か月までの発症では調節が関与しない乳児内斜視が、1〜3歳の発症では調節の関与がある調節性内斜視などの後天性内斜視が考えられます。

　ただし、生後6か月以内に調節性内斜視を発症することもあり、小児の内斜視では調節要素の確認は不可欠です[1]。

　発症時期に近い写真を持参してもらうと、診療の助けになります。

2. 斜視の頻度による分類

　斜視の頻度により、恒常性斜視、間欠性斜視、周期性斜視に分類されます。

3. 症状・全身状態による分類

　複視があれば、麻痺性斜視を考えます。視診にて、眼位異常や頭位異常、眼瞼下垂などを観察します。頭位異常により麻痺筋を推測できます[2]。

　その他、手術歴や全身状態などから、続発性かどうかの鑑別も行います。

臨床所見・検査所見による分類

　眼位検査により、斜視・斜位の有無、内・外斜視などの眼位ずれの分類を行います。

　眼球運動検査では、見る方向で眼位ずれに差があるか確認します。差がなければ共同性斜視、差があれば非共同性斜視です。

　非共同性斜視は麻痺性斜視ともいい、後天性要因や遺伝要因、解剖学的異常など、原因が明確な場合が多いです。

　共同性斜視の場合は、原因は多彩なため、個々の症例で原因検索を行います。

文献
1) 牧野伸二：内斜視の診断と治療. 眼科臨床紀要 2019；12：554-557.
2) 丸尾敏夫, 久保田伸枝：斜視と眼球運動. 文光堂, 東京, 2002：11-13.

表1　斜視の分類

眼位ずれの方向	水平斜視	内斜視	外斜視
	上下斜視	上斜視	下斜視
	回旋斜視	外回旋斜視	内回旋斜視
患側	● 片眼性斜視：斜視が片眼に固定 ● 交代性斜視：斜視が左右眼に交代でみられる		
恒常性	● 恒常性斜視：常に斜視になっている ● 間欠性斜視：時々斜視になる ● 周期性斜視：周期をもって斜視になる		
共同性	● 共同性斜視：どちらの眼で固視しても、あらゆるむき眼位で眼位ずれが同方向、同量であるもの ● 非共同性斜視：固視眼、むき眼位（両眼開放下での左右上下・斜め上・下方の9方向の眼位のこと）によって眼位ずれの方向や量が異なるもの		
発症時期	● 先天性、乳児（早期発症）斜視 ● 後天性斜視		
原発性	● 原発性斜視 ● 続発性斜視		

仁科幸子：斜視と両眼視. 東範行編, 小児眼科学, 三輪書店, 東京, 2015：123. より一部改変のうえ転載

Q32 斜視の治療方法は？

屈折矯正、弱視訓練、プリズム療法、視能訓練、薬物治療、手術などがあります。
原因が明確なものは、原疾患の治療を優先することがあります。

医師

武村千紘

良好な両眼視機能獲得のためには適切な時期の治療が重要

同じ映像が、同時に左右の目から入り、大脳で1つに統合される能力を両眼視といいます。両眼視には同時視、融像、立体視の3つがあります（図1）。

両眼視機能が発達する時期に、眼位異常や視力障害などがあると、この3つの機能がうまく働かず、両眼視が難しくなります。両眼視機能は生後2か月～5歳までに発達するため、この期間に良好な立体視獲得のための適切な加療を行います。

しかし、乳児斜視の場合は、立体視発達の感受性期間のピークが生後2か月～2歳、生後3～4か月と短いことから[1]、超早期手術が行われています。術後も両眼視獲得に長時間かかるため、長期的な経過観察が必要です[2]。

原因に応じて治療法を選択する
（表1）

恒常性斜視の場合、両眼視機能獲得が困難なため、早期の治療介入が必要です。原因を

図1　両眼視のしくみ

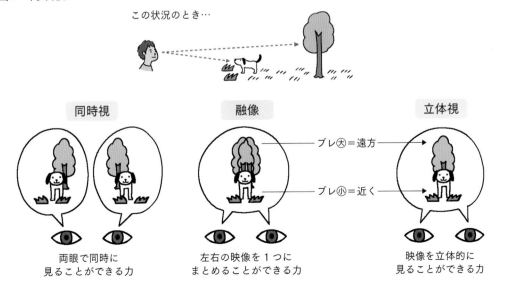

表1　斜視の治療

屈折矯正	● アトロピン点眼薬やシクロペントラート点眼薬使用での完全矯正眼鏡
弱視訓練	● アイパッチによる遮閉
プリズム療法	● 眼鏡へのプリズム度加入 ● フレネル膜プリズムの使用
視能訓練	● 輻湊訓練(寄り目にする力を強める訓練) ● 融像訓練(左右の眼でみた物を1つにする力をつける訓練)
薬物療法	● ボツリヌスA型毒素
手術	● 斜視のタイプによってさまざま

検索し、屈折矯正、弱視訓練、プリズム療法、視能訓練、薬物治療、手術などから選択して加療します。

　間欠性斜視の場合は、両眼視が可能であるため、早期手術は不要です。必要であれば、屈折矯正や弱視訓練などで経過観察します。間欠性斜視から恒常性斜視への移行、疲労感などの自覚症状、整容的な問題があればプリズム療法や手術などを行います。

　頭位異常により両眼視を保っている場合は、斜視角の大きさを見ながら手術を検討します[3]。

　後天性要因の場合は、虚血性、外傷性、腫瘍、動脈瘤、甲状腺眼症、重症筋無力症などが原因として挙げられるため、画像検査や採血などによる原因検索、原疾患の加療を行います。

文献
1) Fawcett SL, Wang YZ, Birch EE. The critical period for susceptibility of human stereopsis. *Invest Ophthalmol Vis Sci* 2005；46：521-525.
2) 吉田朋世, 仁科幸子, 萬束恭子, 他：乳児内斜視早期手術後の両眼視機能. 眼科臨床紀要 2017；10：58-63.
3) 仁科幸子：斜視治療の目標と計画. 東範行編, 小児眼科学, 三輪書店, 東京, 2015：133-134.

Part 2

検査・処置のギモン

眼科の検査には、どんなものがある？

永田万由美

　眼科は、とても検査が多い診療科です。検査の内容をすべて把握するのは大変なことのように感じるかもしれません。しかし、眼科は、さまざまな検査機器を使用することで、患者さんの病状を自分の眼で見て診断をすることができる数少ない分野でもあります。

　近年の検査機器の進歩は目覚ましく、視力検査、眼圧検査などの一般的な検査だけでなく、角膜、水晶体の形状や網膜、脈絡膜の循環動態など、従来は解明できなかった病態を詳細に調べることができるようになりました。

　本章では、視力検査や眼圧検査のほか、角膜検査、視野検査、眼底検査、蛍光眼底造影検査、光干渉断層計（OCT）という施行頻度の高い検査と、実際に医師が診療に用いている細隙灯顕微鏡についての解説も加えました。

　患者さんが受けている検査の意味や結果を理解して患者さんの病状をしっかりと把握することは、より細やかな看護ケアにつながります。

　また、外来で遭遇することが多い、眼に異物が入ってしまった患者さんへの処置や眼帯の扱い方、小児診察への対処法も、あわせて説明します。

検査に用いる機器

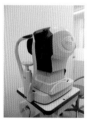

オートレフケラトメーター（屈折検査）

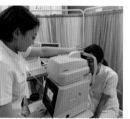

ノンコンタクトトノメーター（眼圧検査）

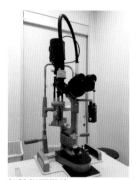

細隙灯顕微鏡

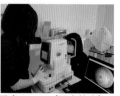

眼底カメラ（眼底検査）

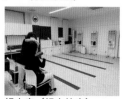

視力表（視力検査）

※ Part2 の人物写真は当院スタッフ

構造の検査

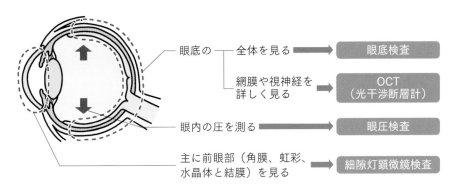

眼底の —┌ 全体を見る ➡ 眼底検査
         └ 網膜や視神経を 詳しく見る ➡ OCT（光干渉断層計）

眼内の圧を測る ➡ 眼圧検査

主に前眼部（角膜、虹彩、水晶体と結膜）を見る ➡ 細隙灯顕微鏡検査

機能の検査

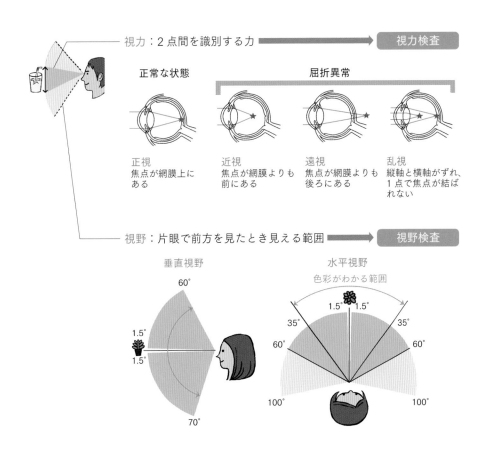

視力：2点間を識別する力 ➡ 視力検査

正常な状態 　　　　　　屈折異常

正視
焦点が網膜上にある

近視
焦点が網膜よりも前にある

遠視
焦点が網膜よりも後ろにある

乱視
縦軸と横軸がずれ、1点で焦点が結ばれない

視野：片眼で前方を見たとき見える範囲 ➡ 視野検査

垂直視野
60°
1.5°
1.5°
70°

水平視野
色彩がわかる範囲
1.5° 1.5°
35° 35°
60° 60°
100° 100°

Q33 視力検査の結果は、どう見ればいいの？

A 裸眼視力、矯正視力、球面レンズ度数、円柱レンズ度数、円柱軸が順番に記載されます。略語がわかれば、見かたは難しくありません。

視能訓練士

綿引　聡

視力検査の結果は略語が使用され、わかりにくい印象があるかもしれません。

ここでは、代表的な記載例を挙げて、データの見かたを説明します。

例1　屈折矯正している場合（図1）

RV＝0.06（1.2 × Sph-5.50D ⌒ Cyl-1.00D Ax.90°）

遠視や近視、乱視などを屈折異常といいます。屈折異常がある場合、矯正レンズを用いた屈折矯正が行われます。

屈折矯正には、球面レンズ（遠視［＋］は凸レンズ、近視［－］は凹レンズ）や、円柱レンズ（乱視）を使用します。

①検査眼：右眼
②裸眼視力の値：0.06
③矯正視力の値：1.2
④球面レンズ（Sph）度数：-5.50Dの近視
⑤円柱レンズ（Cyl）度数：-1.00Dの乱視
⑥円柱軸（乱視の軸方向：Ax.）：90度

この例は「右眼の裸眼視力は0.06であり、近視-5.50Dと乱視-1.00Dの軸を90度で矯正すると1.2が見える」を意味します。

例2　IOL＋屈折矯正の場合（図2）

RV＝（0.06×IOL）（1.2 × IOL×Sph-5.50D ⌒ Cyl-1.00D Ax.90°）

IOL（intraocular lens：眼内レンズ）挿入

眼では、IOLによって屈折矯正されている状態とみなされます。そのため、裸眼も（　）内に結果を記載します。

つまり、この例は「右目の裸眼視力は0.06（IOLあり）で、近視-5.50Dと乱視-1.00Dの軸を90度で矯正すると1.2が見える」を意味します。

例3　屈折矯正不能の場合（図3）

RV＝0.6（n.c.）

いかなる矯正レンズを使用しても視力が向上しない場合や矯正の必要がない場合には、視力値の後に（n.c.）と表記します。

n.c. はnon corrigibile（ラテン語で矯正不能）の略語です。

この例は「右眼の裸眼視力が0.6で、レンズによる屈折矯正およびこれ以上の視力向上が不能である」ことを意味します。

*

視力検査に使用される一般的な略語を表1（➡p.63）にまとめますので、参考にしてください。

文献
1）後藤禎久編：特集 いちばんはじめの視力検査 みんなのFAQ35. 眼科ケア 2019；21：119-174.

図1 屈折矯正だけの場合（例）

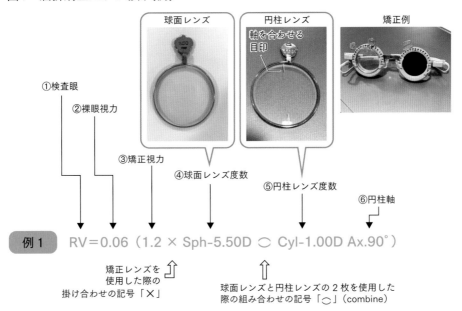

①検査眼
②裸眼視力
③矯正視力
④球面レンズ度数
⑤円柱レンズ度数
⑥円柱軸

球面レンズ
円柱レンズ
軸を合わせる目印
矯正例

例1 RV＝0.06（1.2 × Sph-5.50D ◯ Cyl-1.00D Ax.90°）

矯正レンズを
使用した際の
掛け合わせの記号「✕」

球面レンズと円柱レンズの2枚を使用した
際の組み合わせの記号「◯」（combine）

図2 IOL挿入眼で屈折矯正を行っている場合（例）

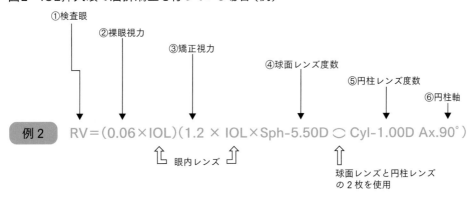

①検査眼
②裸眼視力
③矯正視力
④球面レンズ度数
⑤円柱レンズ度数
⑥円柱軸

例2 RV＝（0.06×IOL）（1.2 × IOL×Sph-5.50D ◯ Cyl-1.00D Ax.90°）

眼内レンズ

球面レンズと円柱レンズ
の2枚を使用

図3 屈折矯正不能の場合（例）

例3 RV＝0.6（n.c.）

表1　一般的に視力検査に使用される略語

略語	正式名称	意味
RV	right vision	右眼視力
v. d.	visus dexter ラテン語	
LV	left vision	左眼視力
v. s.	visus sinister ラテン語	
BV	binocular vision	両眼視力
Sph S	spherical lens	球面レンズ（遠視［＋］もしくは近視［−］の矯正）
Cyl C	cylindrical lens	円柱レンズ（乱視矯正）
Ax A	axis	円柱レンズ（乱視）の軸の方向
D	diopter	矯正度数の単位（ジオプター）
n. c.	non corrigibile ラテン語	矯正不能
n. d.	numerus digitorum ラテン語	指数弁（指の本数がわかる）
c. f.	counting finger	
m. m.	motus manus ラテン語	手動弁（手の動きがわかる）
h. m.	hand motion	
s. l.	sensus luminis ラテン語	光覚弁（ペンライトなどの光がわかる）
l. s.	light sense	
IOL	intraocular lens	眼内レンズ
JB	jetzig brille ドイツ語	現在の眼鏡（度数） 患者の眼鏡（度数） 眼鏡
KB	kranke brille ドイツ語	
gl	glasses	
HCL	hard contact lens	ハードコンタクトレンズ
SCL	soft contact lens	ソフトコンタクトレンズ
MUCL	medical-use contact lens	治療用コンタクトレンズ

Q34 角膜検査には、どんなものがあるの？

角膜の屈折力や形状をみる検査と、角膜内皮細胞を計測する検査などがあります。

医師
後藤憲仁

角膜は強い屈折力をもつ

　角膜は、強膜とともに眼球壁の一部を構成し、また水晶体とともに強い屈折力を持つ血管のない透明な組織です。

　大きさは成人で横径11 ～ 12mm、縦径10 ～ 11mm、厚さは中心で平均520μm、周辺部ではやや厚く約700μm です。

　角膜組織は、表面から角膜上皮、ボーマン膜、角膜実質、デスメ膜、角膜内皮の5層構造になっています[1]（図1）。

「角膜曲率半径計測」では屈折力をみる

　角膜曲率半径計測は、一般にオートレフケラトメーターを用いて、角膜の屈折力を計測します（図2）。

図1　角膜の構造

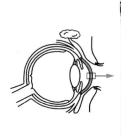
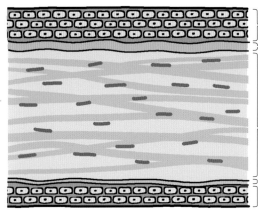

角膜上皮
● 5～6 層構造で、細菌や異物などの侵入を防御するバリアになっている

ボーマン膜

角膜実質
● 角膜厚の約 90% を占める層

デスメ膜

角膜内皮

図2　オートレフケラトメーター

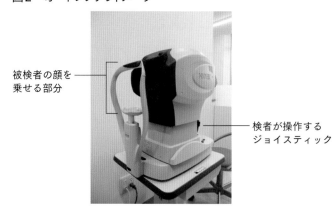

被検者の顔を
乗せる部分

検者が操作する
ジョイスティック

オートレフでは眼全体（角膜＋水晶体）の屈折力、オートケラトでは角膜の屈折力を測定できます。

「角膜形状解析検査」では形状をみる

角膜形状解析検査は、トポグラフィーと呼ばれ、オートレフケラトメーターより広範囲な領域で測定された角膜屈折力と角膜形状を知ることができます。

円錐角膜などの角膜疾患の診断、屈折矯正手術・白内障手術・角膜移植前後などに行います。

「角膜内皮細胞顕微鏡検査」では細胞の密度をみる

角膜内皮細胞顕微鏡検査は、スペキュラーマイクロスコピーと呼ばれ、角膜内皮細胞密度や細胞形態を測定します。

文献
1）　丸尾敏夫，本田孔士，臼井正彦他編：眼科学．文光堂，東京，2002：71-75.

Q35 角膜検査の結果は、どう見ればいいの？

角膜曲率半径計測では角膜乱視の有無、
角膜形状解析検査では角膜乱視のパターン、
角膜内皮細胞顕微鏡検査では細胞の密度を
みます。

医師
後藤憲仁

角膜曲率半径計測の見かた

　角膜曲率半径は、角膜屈折力を示します。曲率半径の単位はmm（ミリメートル）、角膜屈折力の単位はD（ジオプター）です。この計測値は、白内障手術における眼内レンズ（IOL）度数決定の際に重要です（図1）。

　角膜の屈折力が弱い弱主経線（R1）と、強主経線（R2）があり、その角度は常に直交します。R1とR2の差が大きくなると角膜乱視が強くなり、乱視矯正用のトーリックIOLの適応になる場合があります。

　左右差が大きい場合、角膜曲率中間値が7.20以下の場合は円錐角膜を疑います。

角膜形状解析検査の見かた

　角膜形状解析検査（トポグラフィー）は、

図1　角膜曲率半径計測の見かた

右眼でのオートレフケラトメータの例

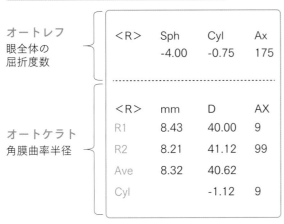

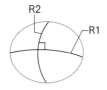

Sph：球面屈折度
Cyl：乱視度
Ax：乱視角度

R1：弱主経線＝角膜の屈折力が弱い
　　　　　　（角膜のカーブが緩い）
　　　曲率半径＝8.43mm（ミリメートル）
　　　屈折力＝40.00D（ジオプター）

R2：強主経線＝角膜の屈折力が強い
　　　　　　（角膜のカーブがきつい）
　　　曲率半径＝8.21mm
　　　屈折力＝41.12D

Ave：R1とR2の平均値（中間値）
　　　曲率半径＝8.32mm
　　　屈折力＝40.62D

Cyl：角膜乱視＝（R1の屈折力）－（R2の屈折力）
　　　角膜乱視＝-1.12D
　　　軸＝9度
　　　AX＝軸（度）R1とR2は90度で直交

図2　角膜形状解析検査の見かた

乱視なし

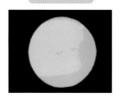

直乱視

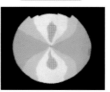

- 蝶ネクタイパターン
  （垂直方向）

円錐角膜

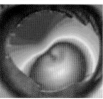

- 突出部分（下）が
  赤くなる

倒乱視

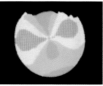

- 蝶ネクタイパターン
  （水平方向）

図3　角膜内皮細胞顕微鏡検査の見かた

正常な内皮　　減少した内皮

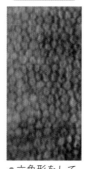

- 六角形をして
  いる

- 角膜内皮細胞は、一度
  壊れると再生しない

角膜形状をカラーマップで示すものです。角膜屈折力が強ければ暖色（赤系）、弱ければ寒色（青系）で表されます（図2）。

90度方向に角膜屈折力が強い直乱視では垂直方向の蝶ネクタイパターン、180度方向の倒乱視では水平方向のパターンになります。

円錐角膜（➡p.46　Q26）では角膜下方が突出するため、下方が赤くなります。

角膜内皮細胞顕微鏡検査の見かた

角膜内皮細胞顕微鏡検査（スペキュラーマイクロスコピー）では、角膜内皮細胞を撮影し、細胞密度（/mm^2）を測定できます（図3）。

正常は2,500〜3,000/mm^{2}で、500/mm^{2}以下に減少すると、角膜がむくんで水疱性角膜症になります[1]。

文献
1）丸尾敏夫，本田孔士，臼井正彦他編：眼科学．文光堂，東京，2002：933-936.

Q36 眼圧は、どうやって測定するの？

A 非接触型眼圧計、接触型眼圧計など、さまざまな種類の眼圧計を、場面に合わせて使い分けて測定します。

医師
横塚奈央

眼圧＝眼の硬さ

　眼圧とは眼球の内圧、つまり「眼の硬さ」のことです。

　眼球では一定量の房水が産生され、流出していきます。このバランスによって、眼圧は、ほぼ一定に保たれています。

　眼圧測定は、眼科診療では、視力検査と並んで最もよく行われる基本的な検査です。

　主に、緑内障など眼圧の異常を伴う疾患の発見や診断に有効で、一般的な健康診断や人間ドックでも行われます。

測定機器はさまざま

1. 非接触型眼圧計（図1）

　非接触型眼圧計（ノンコンタクトトノメーター）は、一般外来で広く使用されています。検査前の点眼麻酔が不要で、簡便であるため、医師以外でも測定可能です。

　空気を角膜に向けて噴射し、角膜形状の変化時間と噴射の圧力から換算し、眼圧を測定します[1]。

2. 接触型眼圧計（図2）

　接触型眼圧計（ゴールドマン眼圧計）は、点眼麻酔をして、測定器（アプラネーション

図1　非接触型眼圧計（ノンコンタクトトノメーター）

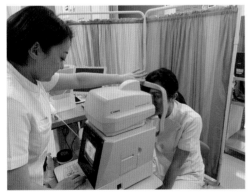

● 空気を角膜表面に噴射して、角膜に接触せずに眼圧を測定できる。
● 開瞼が不十分な場合には、眼球を圧迫しないように、検者が上眼瞼の挙上を行う

図2　接触型眼圧計（ゴールドマン眼圧計）

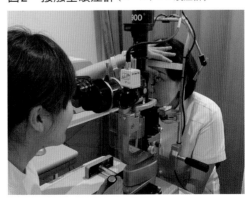

● 直接測定器を角膜に接触させて眼圧を測定する。点眼麻酔をして、必ず医師が測定する

チップ）を角膜に接触させて眼圧を測る機器です。最も精度が高い眼圧測定が可能とされ[1]、緑内障患者さんには不可欠な検査です。

しかし、眼球に触れるので感染症の原因になる可能性があること、無理に検査を行うと角膜障害を起こすことがあるため、必ず医師が測定します。

3. 携帯型眼圧計

携帯型眼圧計は、座位になれない患者さんや、往診での眼圧測定に用います。

プローブに使い捨てのカバーをかぶせ、点眼麻酔後に、先端のセンサーを角膜表面に接触させて計測するタイプ（図3- A ）が多用されています。

最近では、接触している感覚がないため点眼麻酔がいらず、短時間で測定可能なタイプ（図3- B ）も広まってきています[1]。

眼圧測定時の注意点

いずれの検査でも、測定器が目に近づいてくるので、患者さんが恐怖感を抱くこともあります。できる限りリラックスしてもらうように声をかけることが大切です。

文献
1) 広瀬文隆：眼圧測定法. 根本昭, 飯田知弘編, 眼科検査ガイド, 文光堂, 東京, 2017：431-439.

図3　携帯型眼圧計

A 点眼麻酔を要するタイプ

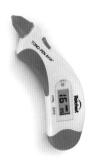 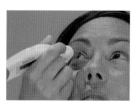

- 検者による測定誤差が出にくく、測定体位を選ばない

トノペン® AVIA（写真提供：アールイーメディカル）

B 点眼麻酔が不要のタイプ

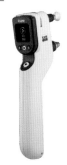 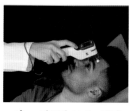

- プローブはディスポーザブル。先端の直径が細いため、点眼麻酔が不要

アイケア ic200（写真提供：エムイーテクニカ）

Q37 眼圧検査の結果は、どう見ればいいの？

A 病気が「進行した」と判断される眼圧の範囲には、個人差があります。また、測定時の条件でも異常値が出ることがあります。

医師
横塚奈央

眼圧は変動する

　眼圧の単位はmmHg（ミリメートル水銀柱）で表され、10〜21mmHgが正常眼圧とされています[1]。

　ただし、眼圧は常に一定ではなく、1日のなかで、体位による変動や時間帯による変動、季節による変動があります（図1）。

　一度測定した眼圧で「正常か異常か」を判定するのではなく、複数回の眼圧測定で判定することが重要です[1]。

眼圧の異常値

1. 視神経障害の出かたは個人差がある

　一般的に、眼圧が高値であるほど視神経障害が早く、特に眼圧が20mmHgを超えると極端に緑内障の発症率や進行率が上がるといわれています[2]。

　しかし、正常眼圧緑内障の患者さんでは、正常範囲内の眼圧でも視野障害が進行します。視神経障害を起こさない眼圧の範囲は人によって大きく異なるため、一概に「正常値だ

図1　眼圧日内変動

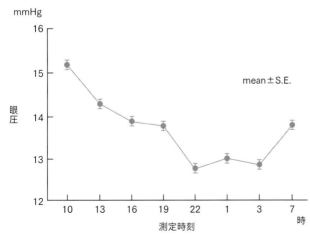

mean±S.E.

- 最高眼圧は午前中、最低眼圧は夕方〜夜間に示すことが多い傾向にある
- 座位から仰臥位に体位変換すると、眼圧は上昇する
- 眼圧は、夏期に低く、冬期に高くなる（季節変動）

中元兼二：眼圧日内変動. 根木昭監修, 飯田知弘, 近藤峰生, 中村誠他編, 眼科検査ガイド第2版, 文光堂, 東京, 2016：440. より転載

から問題ない」とは言い切れません。

逆に、外傷などで5mmHg以下の低眼圧が持続しても視機能は低下します。

2.「測定条件による異常値」もある

例えば、ソフトコンタクトレンズを装用したままでも眼圧測定は可能ですが、誤差が生じることがあるので、外して測定するほうが正確です。

屈折矯正手術後（LASIK＊など）は、角膜厚が薄くなっています。角膜の厚みは、眼圧を測定するときの角膜の圧平に抵抗する力に影響します。角膜厚が薄いと、測定値が本来より低く出るので注意が必要です。

眼瞼や睫毛の影響でも誤差は生じます。できるだけ目を大きく開いてもらうよう、患者さんに声をかけながら測定するのが望ましいです。

3. 正しい測定値を得る工夫

緊張によって瞬目が多くなる患者さんや、測定時に力んでしまう患者さんは、測定値が本来より高く出てしまうことがあります。リラックスしてもらうように声をかけ、さらに眼球を圧迫しないように軽く上眼瞼を上げながら測定します。

文献
1) 広瀬文隆：眼圧測定法. 根木昭，飯田知弘編，眼科検査ガイド，文光堂，東京，2017：431-439.
2) Siose Y. Epidemiology of glaucoma in Japan.－A national wide glaucoma survey－. Jpn J Opthalmol 1991；35：133-155.

＊ LASIK（laser in situ keratomileusis）：角膜の中央部分をレーザー（エキシマレーザー）で削り、角膜のカーブを変えることで、近視などの屈折異常を矯正する手術方法。保険外診療

Column　角膜変性症に対する「アベリーノ検査」って？

角膜変性症は遺伝性、両眼性、進行性、非炎症性に角膜混濁を生じる疾患です。病変が生じる場所により、上皮性、上皮─実質性、実質性、内皮性に大きく分けられます。

なかでも、日本人に良く見られる角膜変性症が、Avellino（アベリーノ）角膜変性症（顆粒状角膜変性症Ⅱ型）です。

Avellino角膜変性症では、角膜の上皮から実質にかけて顆粒状、線条、星状の特徴的な角膜混濁を生じます（図）。角膜混濁の程度や混濁部位などの臨床所見で、角膜変性症の病型診断がつく場合が有りますが、確定診断には遺伝子検査が有用です。角膜ジストロフィー遺伝子検査は、施設認定された保険医療機関で行うことができます。

遺伝子検査で原因遺伝子を明らかにすることで、病型に加え、発症年齢、重症度、予後などが予測可能となり、治療にあたって有益な情報を得られる場合があります。しかし、遺伝情報は、患者さんの重大な個人情報です。遺伝性疾患として告知することで、自身や家族の結婚・出産などに問題が生じることがあるため、検査の実施に当たっては、よく相談し、慎重に行うべきです。可能な限り、遺伝カウンセラーの協力が得られる状態で行うことが望ましいです。

一方で、近年レーシックを行う前にアベリーノ（DNA）検査として、Avellino角膜変性症やその類縁疾患の有無を遺伝子検査でチェックする施設があります。

（伊藤　栄）

図　Avellino角膜変性症の前眼部写真

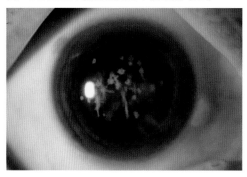

● 顆粒状、線条、星状の特徴的な角膜混濁がみられる

視野検査には、どんな種類があるの？

対座検査、動的視野検査と静的視野検査の3種類があります。

医師
椋木かれら

視野＝見えている範囲

緑内障や網膜疾患、神経眼科疾患など、視野障害を伴う眼疾患を疑った場合に視野検査を施行し、実際に見えている範囲を測定します。

視野検査には、対座検査、動的視野検査、静的視野検査の3種類があります。

対座検査（図1）

器具を用いず、大きな視野異常を調べたい場合に行うのが、対座検査です。

患者さんと50cmほどの距離で検者が向かい合って座り、患者さんとの中間地点に検者の指先を置きます。

患者さんに片方の眼を手などで完全に遮蔽してもらい、検者も向かいあった眼を閉じて空いた手の指を動かし検者と患者さんの視野の広さを比較します。

動的視野検査（図2）

視野障害が進行している場合や、同名半盲＊などの障害パターンを把握したい場合に行うのが、動的視野検査です。

動的視野検査には、ゴールドマン視野計（大きな半球状の機械）を使用します。

患者さんに一点を注視してもらい、光点のサイズと輝度を変えて動かし、どこまで見えているのかを調べます[1]。

図1　対座検査

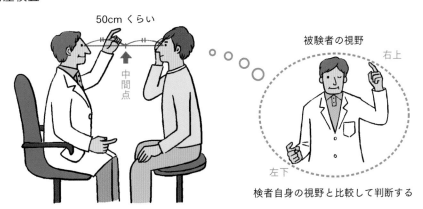

50cm くらい
中間点
被験者の視野
右上
左下
検者自身の視野と比較して判断する

図2　動的視野検査（ゴールドマン視野計）

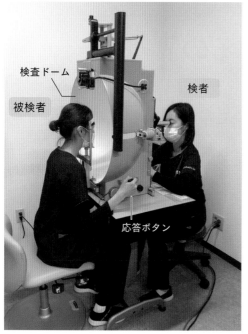

- 中心の光を注視した状態で、動く光をどのくらいまで追えるかを調べる

図3　静的視野検査（ハンフリー視野計）

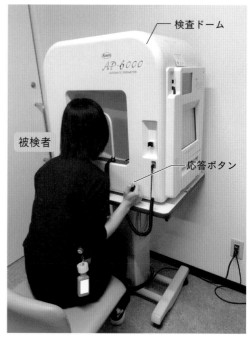

- 中央の光を注視した状態で、あちこちに出現する光をどのくらいまで認識できるかを調べる

静的視野検査（図3）

　緑内障の早期発見や視野の小さな変化を観察したい場合に行うのが、静的視野検査です。

　静的視野検査にはハンフリー視野計（コンピューター）を使用します。

　30度の視野内に、明るさの異なる光点を表示し、どの位の光量まで見えているのかを調べます[1]。

文献
1) 木下茂監修, 中澤満, 村上晶編, 標準眼科学 第13版, 医学書院, 東京, 2016：21-22.
2) 渡邉郁緒, 新美勝彦：イラスト眼科 第7版. 文光堂, 東京, 2013：52.

---

*　同名半盲：両眼の同じ側を欠損する障害パターン

Q39 視野検査の結果は、どう見ればいいの？

ゴールドマン視野計は等高線状に、ハンフリー視野計は数字と色の濃淡をみれば、視野を確認できます。

医師
椋木かれら

ゴールドマン視野計の場合

ゴールドマン視野計で、検査時に表示される光点は、大きさ6種類（V：64mm²、IV：16mm²、III：4mm²、II：1mm²、I：1/4mm²、0：1/16mm²）、明るさ20種類（4, 3, 2, 1の4つのフィルタ×e, d, c, b, aの5つのフィルタの組み合わせ）です。

これら光点の大きさと明るさを組み合わせ、患者さんの見える範囲を検査用紙に対応させると、等高線状に視野を調べることができます（図1）。

しかし、光点の大きさ6種類×明るさ20種類＝120種類すべてを検査するのは時間がかかるため、通常は5種類の光点（V-4e、I-4e、I-3e、I-2e、I-1e）で検査します。

ハンフリー視野計の場合

ハンフリー視野検査は、30度の視野の内に76点の測定点が上下左右対称に配置されており、それぞれの点が記録用紙に対応しています。

図1 ゴールドマン視野計の検査結果（右眼、正常視野の例）

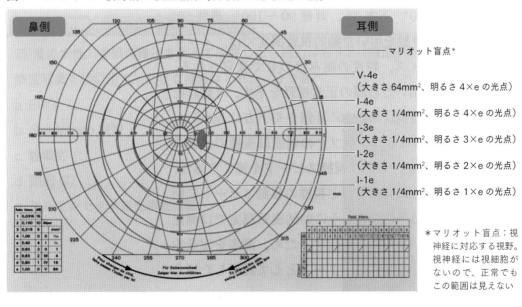

マリオット盲点*

V-4e
（大きさ 64mm²、明るさ 4×e の光点）

I-4e
（大きさ 1/4mm²、明るさ 4×e の光点）

I-3e
（大きさ 1/4mm²、明るさ 3×e の光点）

I-2e
（大きさ 1/4mm²、明るさ 2×e の光点）

I-1e
（大きさ 1/4mm²、明るさ 1×e の光点）

＊マリオット盲点：視神経に対応する視野。視神経には視細胞がないので、正常でもこの範囲は見えない

図2　ハンフリー視野計の検査結果

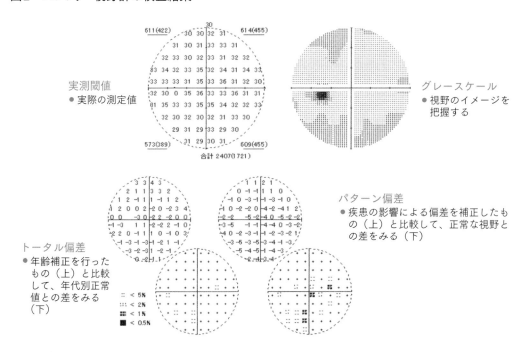

実測閾値
● 実際の測定値

グレースケール
● 視野のイメージを把握する

トータル偏差
● 年齢補正を行ったもの（上）と比較して、年代別正常値との差をみる（下）

パターン偏差
● 疾患の影響による偏差を補正したもの（上）と比較して、正常な視野との差をみる（下）

::: < 5%
::: < 2%
::: < 1%
■ < 0.5%

　記録用紙の数値と色が網膜感度（細かいものを見る力）に対応しており、数字が低くより黒い部分は視野障害が進んでいることを意味します。

　図2のように、実測閾値、グレースケール（実測閾値を色の濃さで表示したもの）、トータル偏差（年齢ごとの平均値からの差を補正したもの）、パターン偏差（トータル偏差から、さらに白内障や角膜混濁などの全体的な感度の低下を補正したもの）、となっています。

文献
1)　松本長太編：専門医のための眼科診療クオリファイ 27 視野検査とその評価. 中山書店, 東京, 2015：20-22, 32-44.

Q40 眼底検査の結果（眼底写真）って、どう見ればいいの？

視神経乳頭、黄斑部、網膜中心動静脈の「正常な位置関係や状態」を理解すれば、左右眼の識別や、異常所見の判断が可能となります。

視能訓練士
寺内　渉

正常眼底写真

眼底写真は、主に網膜の経時的変化を客観的に記録することを目的としています。

通常は、眼底カメラを用いて、最も視機能に影響を与える部位である後極部眼底を中心に撮影します。そこには視神経乳頭、黄斑部、網膜中心動静脈があります（図1）。

1. おさえるべき4つの部位

視神経乳頭は、黄白色の円板状で、中央に生理的陥凹と呼ばれるくぼみがあります。

黄斑部は、暗褐色で、その中心に中心窩があります。

網膜中心動静脈には、細くて色調が明るい動脈と太くて色調が暗い静脈があります。血管の太さの比は、動脈：静脈＝2：3です。

2.「位置関係」から左右眼を識別する

正常な眼底の位置関係を理解することは、左・右眼の識別をする手がかりになります。

黄斑部を画像の中心として、右側に視神経乳頭がある場合が右眼、その逆が左眼です。

3.「状態」から異常所見を判断する

また、正常な眼底の状態を理解することは、眼底出血や血管の変化などの疾患の異常所見の判断にもつながります。

図1　正常眼底写真（右眼）

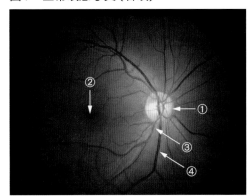

①視神経乳頭
②黄斑部
③網膜中心動脈
④網膜中心静脈

眼底疾患の眼底写真

眼底疾患の場合、正常眼底所見とは異なるさまざまな特徴的な病変があります。

以下に、代表的な眼底疾患における眼底所見の特徴をまとめます。

1. 糖尿病網膜症（図2）

糖尿病網膜症は、糖尿病によって起こります（➡ p.18 Q9）。

17
眼底写真

図2　増殖糖尿病網膜症（左眼）

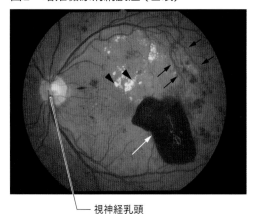

└── 視神経乳頭

● 点状やしみ状の出血や網膜前出血（⟹）、新生血管（⟶）、硬性白斑（▶）を認める

図3　網膜中心静脈閉塞症（右眼）

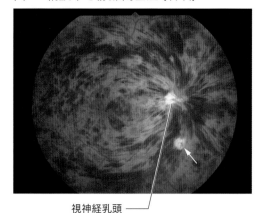

視神経乳頭 ──┘

● 視神経乳頭を中心に、放射状に網膜内出血や拡張した血管、軟性白斑（⟹）を認める

病態の重症度によって異なりますが、網膜出血（点状、しみ状、網膜前出血など）や毛細血管瘤、硬性・軟性白斑、新生血管などを認めます。

2. 網膜中心静脈閉塞症（図3）

網膜中心静脈閉塞症は、若年者では視神経乳頭の炎症、高齢者では高血圧や動脈硬化などによって起こります（➡ p.29 Q14 ）。

視神経乳頭を中心に放射状の網膜内出血や血管拡張、蛇行した網膜静脈、虚血の変化が強い場合は軟性白斑などを認めます。

文献
1）　日本眼科写真協会編著：眼科写真撮影A to Z．リブロ・サイエンス，東京，2016：15-64．

Q41 蛍光眼底造影検査の結果は、どう見ればいいの?

異常造影所見は、過蛍光と低蛍光に分類されます。正常造影所見と比べて前者ではより白く、後者ではより黒く(暗く)映ります。

視能訓練士

寺内　渉

使用する造影剤によって見かたが異なる

蛍光眼底造影は、造影剤を静注しながら眼底を撮影する方法です。

主に網膜血管をみるフルオレセイン蛍光眼底造影(fluorescein angiography：FA)と、脈絡膜血管の病態をみるインドシアニングリーン蛍光眼底造影(indocyanine green angiography：IA)の2種類があります。

ここでは、多施設で検査されているFAについて説明します。

正常造影所見

正常造影所見では、蛍光色素が到達したところが明るく映ります。

フルオレセイン静注後、約10 ~ 15秒で乳頭の網膜中心動脈の循環が開始(腕網膜循環時間)され、その後網膜内を循環して、約10秒で乳頭の網膜中心静脈が充盈(網膜内循環時間)されます。

黄斑部は血管が乏しく、キサントフィルという黄斑色素があることなどにより、暗い状態になります(図1)。

ここで重要なのは、正常な網膜血管や視神経乳頭からは蛍光色素は漏れ出ないということです。

18

蛍光眼底造影検査

図1　FAの正常造影所見(右眼)

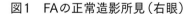

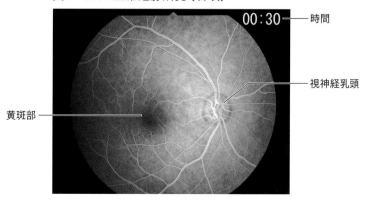

00:30 — 時間

視神経乳頭

黄斑部

● 黄斑部は血管が乏しく、暗い状態になる

図2　異常造影所見

増殖糖尿病網膜症（右眼）

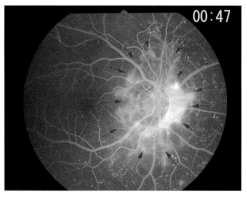

- 視神経乳頭上の新生血管からの蛍光漏出（➡）と、周辺に散在した毛細血管瘤による点状過蛍光の所見を認める

網膜中心動脈閉塞症（右眼）

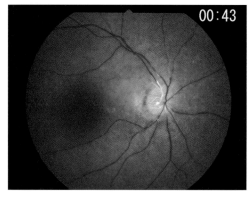

- 網膜中心動脈の充盈遅延を認める（正常ならば、腕網膜循環時間は10〜15秒だが、43秒かかっている）

増殖糖尿病網膜症（右眼）

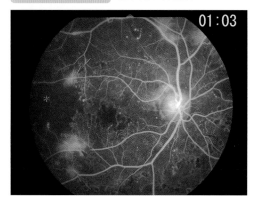

- 新生血管からの蛍光漏出（過蛍光：➡）と、毛細血管の閉塞を示す無灌流領域（低蛍光：＊）を認める

異常造影所見（図2）

1. 過蛍光

　正常所見より白く映るのが過蛍光です。

　過蛍光には、蛍光漏出（時間の経過によって蛍光色素が網膜血管や網膜色素上皮から漏れて拡大する）、蛍光貯留（漏れた蛍光色素が網膜内や網膜下などに溜まる）、組織染（網膜血管壁などの組織内が蛍光色素で染まる）などがあります。

2. 低蛍光

　正常所見より黒く映るのが低蛍光です。

　低蛍光には、充盈遅延（循環障害により蛍光色素の流れが遅れる）や、充盈欠損（血管の完全閉塞により蛍光色素が流入しない）、蛍光ブロック（出血や混濁などによってその下の蛍光が遮断される）などがあります。

文献
1)　飯田知弘：蛍光ケーススタディ. 医学書院, 東京, 2019：1-17.
2)　大野京子, 森隆三郎：身につく蛍光眼底造影検査手技と所見の読み方. 金原出版, 東京, 2011：1-31.
3)　日本眼科写真協会編著：眼科写真撮影 A to Z. リブロ・サイエンス, 東京, 2016：131-157.

光干渉断層計（OCT）の結果は、どう見ればいいの？

網膜の形状や厚みを画像として見られるため、黄斑部の変化や緑内障性の変化の有無を確認できます。日常の網膜疾患の診断・経過観察に役立ちます。

視能訓練士

綿引　聡

よく行われるのは眼底用OCT

光干渉断層計（optical coherence tomography：OCT）は、赤外光を当て、眼球内組織の反射の違いから、生体の断層画像や三次元画像を得ています[1, 2]。

前眼部OCT*と眼底用OCTがありますが、ここでは、よく行われる眼底用OCTについて説明します。

眼底用OCTの正常像・異常像

眼底用OCTでは、網膜の断層像を確認することにより、①黄斑部の変化、②緑内障性の変化をとらえることができます。

検査実施時には、目的の部分をしっかりと撮影できるように、視線を誘導することが重要です。

なお、ここではZEISS社のCirrus HD-OCT4000という機種を用いて説明しています。機種によって結果の表示方法に違いはありますが、断層画像、厚みを示すカラーマップは同様の結果を示します。

1. 黄斑部の変化

黄斑部は、良好な視力を得るために重要な部分です。

正常の黄斑部は、中央部が凹んでいます（図1）。しかし、糖尿病網膜症による黄斑浮腫では、黄斑部が厚くなっていることがわかります（図2）。

2. 緑内障性変化の有無

緑内障性変化の有無は、視神経周辺の網膜神経線維層（retinal nerve fiber layer：RNFL、図3）および黄斑部の神経節細胞複合体（ganglion cell complex：GCC、図4）を撮影して評価を行います。

RNFLやGCCが薄くなっている（菲薄化している）場合は、早期の緑内障性変化の確認に役立ちます。

文献
1) 日本眼科写真協会編著：眼科写真撮影A to Z. リブロ・サイエンス，東京，2016.
2) 白神史雄，飯田知宏編：新OCT・OCTA読影トレーニング. メディカルビュー社，東京，2019.

＊前眼部OCT：前眼部（角膜・虹彩・隅角・水晶体など）の断層画像。角膜疾患や閉塞隅角緑内障の診断に有用

19

光干渉断層計

図1　正常黄斑部の眼底写真およびOCT画像（右眼のみ）

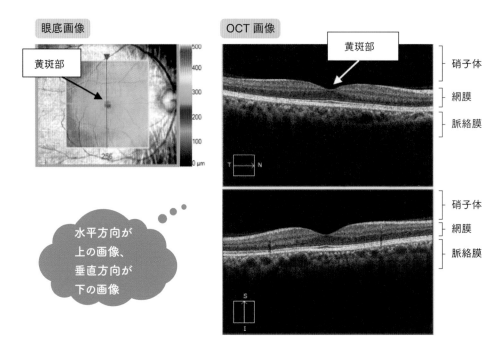

● 中央部の凹んだ部分が黄斑部を示す

図2　糖尿病網膜症による黄斑浮腫の眼底写真およびOCT画像（右眼のみ）

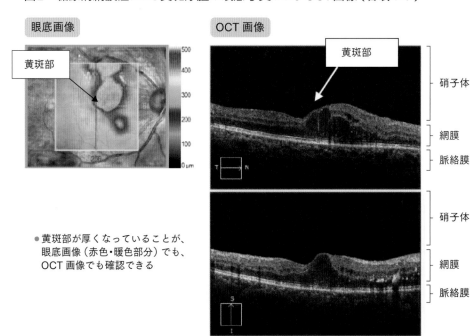

● 黄斑部が厚くなっていることが、
　眼底画像（赤色・暖色部分）でも、
　OCT画像でも確認できる

図3　OCTによるRNFLの評価

正常（両眼）の場合

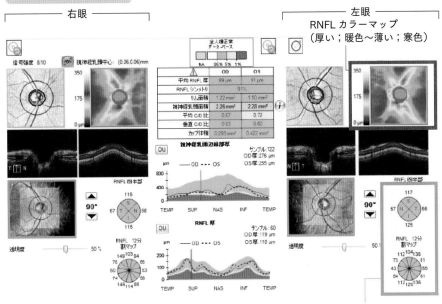

● 正常眼データベースとの比較（緑色：正常範囲、
黄色：正常の5％未満、赤色：正常の1％未満を示す）

左眼が緑内障の場合

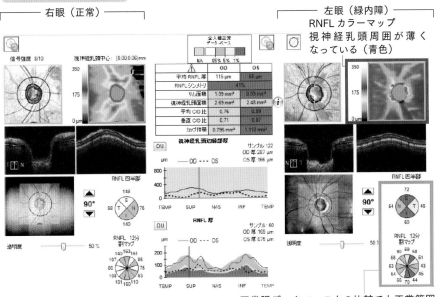

正常眼データベースとの比較でも正常範囲
外の部分の存在を示している（黄色・赤色）

図4 OCTによるGCCの評価

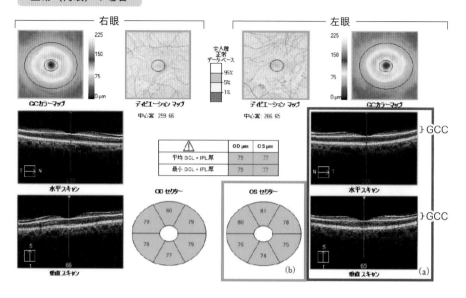

- □□内の紫色と黄色で挟まれた部分がGCC
- 正常眼データベースとの比較（□□内）で正常範囲（緑色）であることがわかる

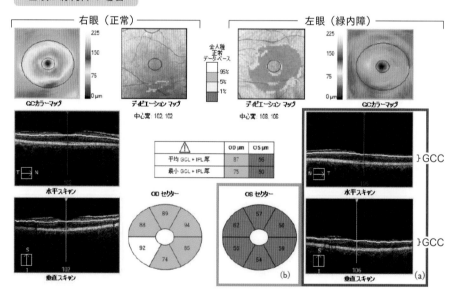

- 緑内障である左眼は、GCCの幅が薄い（□□）。正常眼データベースとの比較（□□）でも、正常範囲外（赤色）であることがわかる

Q43 細隙灯顕微鏡写真は、どう見ればいいの？

A 角・結膜や虹彩、水晶体、前房の所見に注目して見ます。「焦点がどこに合っているか」に注目するとわかりやすいでしょう。

医師
岡安彬彦

細隙灯顕微鏡は眼科診療の基本

細隙灯顕微鏡は、眼を光（スリット光）で照らしながら拡大して観察する装置です（図1）。光の強さや大きさ、角度、および倍率、焦点を調節することでさまざまな部位を詳細に観察でき、眼科診療において最も基本となるものです。

1. 主に「前眼部」の所見が得られる

細隙灯顕微鏡写真では、主に前眼部の病変や、手術・治療前後の変化などを記録します。最も記録したい部位に焦点を合わせて撮影するため、写真を見る際は「焦点がどこに合っ

ているか」がポイントです。

特に、角・結膜や虹彩、水晶体、前房（角膜後面、虹彩、瞳孔内の水晶体前面により構成される空間）が記録されることが多く、それらの所見に注目することも重要です。

細隙灯顕微鏡写真からわかること

細隙灯顕微鏡写真からは、さまざまな所見や疾患を読み取ることができます（図2）。

1. 角・結膜の所見

角膜では、形態の異常、混濁の有無や程度などのほか、フルオレセイン染色を併用して

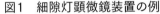

図1　細隙灯顕微鏡装置の例

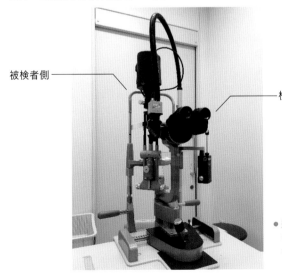

被検者側

検者側

● 細隙灯顕微鏡では、外眼部（眼瞼）の疾患、虹彩炎や白内障、硝子体の混濁や出血、後部硝子体剥離などの発見や経過観察が可能となる

20
細
隙
灯
顕
微
鏡
写
真

図2　細隙灯顕微鏡で得られる所見（例）

細隙灯正常所見

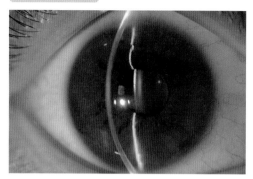

● スリット光で照らして観察する

白内障

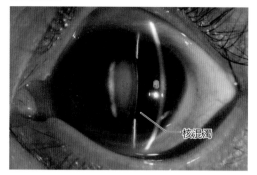

核混濁

● 水晶体核の混濁が強い。散瞳も不良である

結膜腫瘤

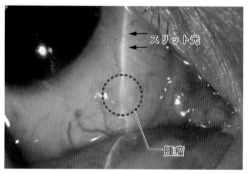

スリット光

腫瘤

● スリット光が不整となり、やや手前に突出しているのがわかる

上皮障害などが確認できます。

　結膜では、充血や出血・腫瘤などや、緑内障術後の濾過胞の状態などが確認できます。

2.　虹彩の所見

　虹彩では、角膜や水晶体との癒着の有無、結節、色調、散瞳の程度などが確認できます。

3.　水晶体の所見

　水晶体では、白内障の混濁の程度や部位などが確認できます。

4.　前房の所見

　前房内の出血や蓄膿なども重要所見です。

　また、角膜表面と虹彩表面それぞれのスリット光の間隔によって、前房の深さや隅角（前房周辺の角膜と虹彩が作る角）の広さを確認できます。

　浅前房や狭隅角の場合は、緑内障発作のリスクがあるほか、白内障手術などの難易度も高くなると予測できます。

文献
1)　宇野敏彦：細隙灯顕微鏡検査．永井良三総監修，坪田一男，木下茂，山本哲也他編，眼科研修ノート改訂第2版．診断と治療社，東京，2015.

Q44 ゴミや鉄片が眼に入ったら、どうすればいいの？

A 異物が入ったままだと、傷が遷延し、痛みが長引くため、なるべく早く除去します。また、鉄片はサビが広がる前に摘出することが重要です。

医師
伊藤 栄

異物除去の方法

眼内異物は、異物が混入した場所により、結膜異物と角膜異物に大きく分けられます（図1）。

1. 結膜異物

結膜異物は眼の奥にあることがあります。異物が見つかりにくい場合は、結膜を反転して異物を探します。

痛みが軽い場合、点眼麻酔を用いず、鑷子などでそのまま異物を除去することができます。

2. 角膜異物

角膜異物は眼の表面にあるため、見つけやすいですが、異物除去の際には痛みが強いため、点眼麻酔の使用が必要となります。

鉄片を除去する場合は、異物針や注射針を用いて一塊として除去します。サビを取るために角膜ドリルを用いることがあります（図2、図3）。

処置後のケアや指導が重要

1. ケア

処置後は、感染を予防するために抗生物質の点眼薬や眼軟膏を使用し、傷の治りを促進するためにヒアルロン酸ナトリウムの点眼薬を使用します。

図1 結膜と角膜

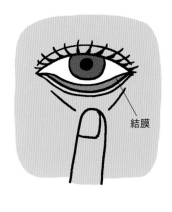

結膜

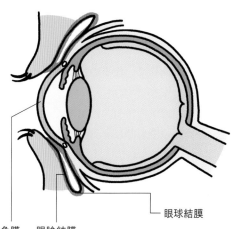

眼球結膜

角膜　眼瞼結膜

図2　角膜異物の除去に用いる物品

異物針

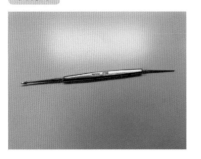

角膜ドリル

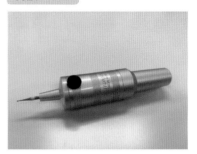

異物除去の実際（鉄片の場合）

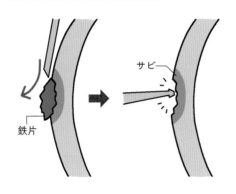

鉄片

サビ

● 鉄片を除去した後、
　残ったサビを削り取っていく

　痛みや流涙の強い場合は、眼帯をつけることもあります。

　ただし、小児では視覚遮断性弱視（視覚刺激がなくなることによる視機能の発達障害）を起こす可能性があるため、眼帯の使用は行いません。

2. 指導

　角膜異物の大部分は鉄片で、仕事の作業中に飛入することがほとんどです。

　異物が深く侵入した場所の角膜は、治っても濁りが出ます。角膜の中心部に異物が侵入

した場合、視機能が低下することもあるため、繰り返し受傷しないように指導することが最も大事です。

　作業中は、目の周りまで完全に覆われている保護眼鏡を必ず着用するよう指示します。

文献
1）松原稔：眼表面異物．あたらしい眼科 2005；22：1505-1510.
2）伊藤栄：角結膜の異物除去．松島博之編，とっておき 眼科のくすりで困った時に開く本．メディカ出版，大阪，2019：206.

Q45 洗剤や薬品が眼に入ったら、どうすればいいの？

なるべく早く、目の中を十分に洗います。
患者さんには病院に来る前に最低10分以上は
目を水道水でよく洗うように指導します。

医師
伊藤　栄

受傷直後の洗眼が最も大事

化学薬品による眼障害は、①薬剤の毒性（酸性、アルカリ性、腐食性など）の強さ、②薬剤濃度、③薬剤の接触時間で重症度が決まります。

したがって、できるだけ早く水道水で目の中を洗い、薬剤の濃度を下げ、接触時間を短くすることが重要です。

具体的には、病院を受診する前に、なるべく早く流水に眼を当てて、10分以上洗うように指導します。流水で洗うことができない場合は、水桶の中に顔を入れ、まばたきをして洗うようにしてもかまいません。必ず洗顔後に病院を受診するよう伝えます。

1. 固体・粉末状物質の場合

液体よりも、固体や粉末状の物質の方が目の中に滞留するため、重症化することが多いです。目の中に薬物が残らないようにしっかり洗うことが最も重要で、受診時も薬物が残存していないか確認する必要があります。

洗眼が足りていない場合には、再度生理食塩水で洗眼します。

受傷具合に応じて、抗生物質やステロイド、ヒアルロン酸ナトリウムの点眼薬などを処方します。

2. アルカリ性製剤の場合

アルカリ性製剤の場合、角結膜の障害が進行する可能性があります（図1）。受傷具合

図1　アルカリ性製剤による眼障害

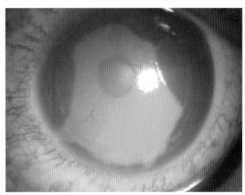

石灰（石灰は強アルカリ性）の粉末が眼に入って受傷した患者さんの眼。黄色に染まった部分（フルオロセイン染色液による染色）の角結膜が障害を受けている

に応じて、抗生物質やステロイド、ヒアルロン酸ナトリウムの点眼薬を処方し、悪化しないか注意深く経過観察する必要があることを、患者さんに説明します。

重症の場合、角膜潰瘍や角膜穿孔、角膜混濁、角膜輪部疲弊症といった合併症を起こし、角膜移植が必要となることがあります。

また、炎症が強い場合、ステロイドの全身投与を行うことがあります。

「何が目に入ったか」の問診が重要

中性製剤（家庭用洗剤やワックス片など）の場合は問題ありませんが、強い酸性やアルカリ性の製剤が目に入ったときは、注意が必

要です（表1）。特に、強アルカリ性の物質は最も危険で、角膜穿孔や角膜混濁を起こし、失明や重篤な視力低下といった後遺症を残す場合があります。

何が目に入ったかわからないときは、尿試験紙を用いて、下眼瞼の結膜嚢内のpHを調べることも有用です。

1. 再発防止・予防の指導も重要

厚生労働省からは、事業場での化学物質による目の薬傷・熱傷は年間100件近く発生していると報告されています[1]。工業用製剤は、漂白剤（次亜塩素酸ナトリウム）や苛性ソーダ（水酸化ナトリウム）など、特に危険性の高い物が多いため、作業時の保護眼鏡の重要性を指導する必要があります。

表1　酸性かアルカリ性か

酸性製剤	● ガラス洗浄剤 ● マニキュア洗浄剤 ● バッテリー液など
アルカリ性製剤	● 生石灰 ● セメント ● アンモニア製剤 ● クリーナーなど

文献

1) 厚生労働省：化学物質による薬傷・やけど対策について．https://www.mhlw.go.jp/stf/seisakunitsuite/bunya/yakushouyakedo.html（2020.6.3アクセス）．
2) 小林顕：角膜化学熱傷・角膜熱傷．今日の眼疾患治療指針 第3版．医学書院，東京，2016：363-365．

Column　広角眼底カメラってどんな検査？

眼底カメラは、文字どおり「眼底の写真を撮影する機器」であり、各種眼底疾患の診断や治療経過の記録に有用です。

しかし、従来の眼底カメラは、画角（撮影できる範囲）が30〜45度程度と狭く、また広範囲の撮影には散瞳が必須である、という難点があります。そのため、散瞳薬を点眼してから効果が出るまで（約30分）、患者さんに待ってもらう必要があることに加え、1回で撮影できる範囲も狭いので、眼球を動かしてもらいながら何度も撮影する必要があることから、時間がかかります。また、散瞳は数時間続くのでまぶしさや調節力の低下による見えにくさが生じ、検査後の患者さんの生活に影響してしまいます。

広角眼底カメラの最大の特徴は、何といっても画角が200度と従来のカメラより非常に広いことです。これにより、眼底の約80％の領域を1回で撮影でき、眼底の全体像を容易に把握することが可能です。特に、糖尿病網膜症などの病変が広く及ぶ疾患の診断・経過観察や、周辺部網膜裂孔や初期の網膜剥離など従来の眼底カメラでは発見が困難な疾患の診断、網膜光凝固後や手術後の病態確認などに有用です。しかも、無散瞳でもある程度の範囲を撮影できるため、患者さんへの負担を大幅に少なくすることができます。

このように、広角眼底カメラは、非常に有用な検査機器ですが、値段が高額なことが欠点です。これからゆっくりとさまざまな施設に広がっていくことと思います。
（岡安彬彦）

Q46 眼帯のつけかたのコツは？

術眼を圧迫しないように、当てガーゼや眼帯を皮膚用テープで固定します。「テープを引っ張った状態で貼らない」のがコツです。

看護師
鈴木美佳

眼帯の種類

眼帯には、金属製眼帯やプラスチック透明眼帯などがあります（図1）。視力の状況に応じて、眼帯の種類を検討します。

「金属製眼帯＋当てガーゼ」を使用するときは、視覚情報が遮断され、日常生活が困難となりやすいです。その際には、医師と相談し、プラスチック透明眼帯の使用を検討します。

眼帯の固定方法

1. 眼を圧迫しないように注意する

眼帯をする際は、眼を圧迫しないことが大切です。

眼帯を固定できるサイズに、皮膚用テープを切ります。

当てガーゼを使用する場合は、切った皮膚用テープを、当てガーゼに貼付し、術眼に当てます。

その際、眼の圧迫や皮膚の摩擦を防止するため、テープを引っ張った状態で、皮膚に貼付しないように注意してください。

2. 眼帯がずれないように注意する

眼帯を固定する際は、安定感があり、眼帯がずれないように、前額部から頬骨の高いところに向かって皮膚用テープを使用します。当院では、テープを斜めまたはY字型に貼って、眼帯を固定しています（図2）。

図1　眼帯の種類

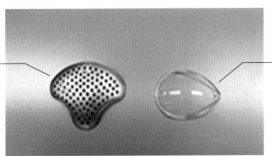

金属製眼帯
● 一般的に使用されているのがこのタイプ

プラスチック透明眼帯
● 当てガーゼを使わないため、視野を確保できる

図2　眼帯の固定方法（例）

斜めに貼る場合

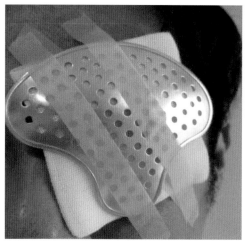

● 当てガーゼをテープで貼り、その上に眼帯を貼る

Ｙ字に貼る場合

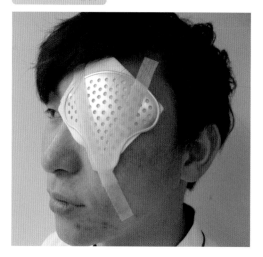

皮膚のトラブル防止への対策

　皮膚の状態を確認し、皮膚用テープを選択します。

　眼帯使用時は、2〜3回/日貼付部位を清拭し、皮膚の状態を観察します。

　その後、同一部位の貼付は避けて固定してください。

＊

　これらの対策を行っても、皮膚トラブルが生じてしまう場合には、医師と相談し、保護眼鏡の使用を検討します。

Q47 上手な洗眼の介助方法は？

洗眼液がこぼれないように注意します。仰臥位時は患者の側頬部、座位時は頬部に、受水器を密着させて固定します。

看護師
鈴木美佳

「受水器の当て方」がコツ

洗眼時の体位は、座位と仰臥位があります（図1）。

1. 座位の場合（図1-A）

座位で洗眼するときは、安全面を考慮し、背もたれのある椅子を使用します。

受水器は、洗眼する頬部に密着させて固定します。患者さんが受水器を持つ場合は、固定部位を説明し、体を動かさないよう指導します。

2. 仰臥位の場合（図1-B）

仰臥位で洗眼するときは、患者さんに洗眼する側に頭を少し傾けるように説明し、受水器を側頬部に密着させて固定します。

固定が不十分だと、洗眼液で患者さんの頭髪や耳、衣類を濡らす可能性があります。

処置中は顔を動かさないように指導し、汚染防止のため処置用シーツやタオルを使用します。

介助時の注意点

1. アレルギーの確認

消毒薬や点眼麻酔薬によるアレルギーを発生する可能性があるため、事前にアレルギーの確認が必要です。

2. 洗眼液の温度の調整

眼球の刺激を和らげるために、洗眼液は処置前に常温になるように準備します。

図1　受水器の固定部位

Ａ　座位時

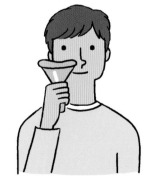

●くぼんでいる側を頬に密着させる

Ｂ　仰臥位時

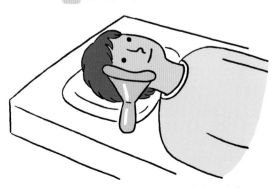

●顔を少し傾けるようにすると側頬部と密着する

図3　洗眼介助の実際

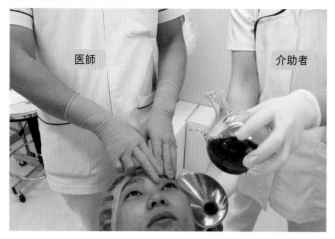

医師　　　　　　　　介助者

● 洗眼瓶が患者さんの視界
　に入らないようにするの
　がポイント

3. 洗眼液の流し方

　洗眼の開始時は、患者さんへの声かけが大切です。

　洗眼液は、頬部より、ゆっくり内眼部付近にかけて洗浄します。これは、洗眼液や瓶の先端が見えることで、患者さんが恐怖心を抱かないようにするためです。

　医師が処置しやすいように、介助者は、洗眼瓶を持つ手の位置を考慮しながら行います（図3）。

Column　レーシックを受けたら、白内障手術は受けられないの？

　屈折矯正手術の1つに、角膜をレーザーで削って矯正する「レーシック」があります。

　以前は、レーシックを行うと角膜の形が変わってしまうため、眼内レンズの度数がズレて、目標とするところにピントが合わなくなる危険性が指摘されていました。

　しかし、現在は、レーシック後に白内障手術を受ける患者さんが増えたことを生かし、過去のデータを解析することで度数ズレが少なくなっています。

　注意点として「レーシックの傷痕は、診察してもわかりにくい」ことが挙げられます。そのため、白内障手術を受ける際に、患者さんが担当医に「屈折矯正手術を受けた既往があること」を申告することが大切です。

（松島博之）

Q48 小児の診療時、子どもが動いてしまう場合はどうすればいい？

事前の説明が重要です。子どもにも理解できる言葉で「どんなことをするのか」を説明しましょう。保護者に「苦手なこと」を確認しておくことも大切です。

看護師
竹澤恵美子

子どもにわかりやすい言葉で話す

検査・処置の必要性や内容を、子どもにも理解できる言葉で説明します（表1）。「子どもだから」といって、曖昧な説明をしたり、嘘をついたり（例：痛みがあるのに「痛くない」と言うなど）することは避けます。

また、検査・処置が終わったら、子どもの反応や会話から、嫌だったことを受け止めて共感し、頑張ったことを認めたり、ほめたりすることで、子どもの満足感、達成感につなげていくかかわりが重要です。

保護者に協力してもらう

保護者に協力を得ることも大切です。抱っこしてもらう、手をつなぐなど、子どもが安心して検査を受けられる方法を相談しましょう。

「どうすればできそうか」相談する

じっとしているのが苦手な子の場合は、「どうしたら、どれくらい頑張れるか」を、子どもと保護者に相談します。

感覚過敏で触られるのが苦手な子の場合、介助しないほうが上手にできることもあります。介助が必要な検査・処置の場合には、

表1　小児に診療前に説明すべきこと

- 何をするのか、なぜ、それ（検査・処置）が必要なのか
- どこで、何を使って、誰が、どんなことをするのか
- それは、どのくらい時間がかかるのか
  → 例：「〇分」「（時計を見せて）ここまで」「10数えるくらい」など
- どうなったら終わりなのか
  → 実況中継（今、何をしているか）、次にどのようなことをするのかを説明しながら行うこともよい
- 診察、検査や処置は痛いのか
- その検査や処置をするときは、どんな感じがするのか
- 何をがんばればよいのか
  → 例：「どんな姿勢で行うか」「どうやったら楽にできるのか」など
- してもよいこと
  → 例：「ぬいぐるみと一緒でもよい」「動画や音楽を聴いてもよい」「泣いてもよい」など

「（診察のために）2回触るね」と事前に説明しておくことも有効です。

また、音に敏感で、他の子どもの泣き声や周囲の雑音が不快でじっとできない場合は、耳栓やヘッドホンなどで対応するとよいでしょう。

それでも、子どもが動いてしまう場合の対応

上記の対応を行っても、子どもが動いてしまうこともあります。そのような場合であっ

ても、無理におさえつけて診療を行うことは、できるだけ避けましょう。

「○○だから嫌だ！」と子どもが嫌がる場合には、子どもの「嫌だ」という気持ちを受け止めます。なぜ嫌なのか、動いてしまう理由を聞き、「○○だから、動いていたんだね」「○○だから嫌なんだね」と子どもの気持ちを受け止めます。

そして、可能な範囲で時間を空け（他の患者と順番を変えるなど）、気持ちをリセットする時間をとります。

押さえつけるなどして無理やり行うと、こどもにとっての恐怖体験になってしまい、その後の受診や検査に対する恐怖心が強くなってしまうと考えられます。また、これまでの医療の体験のなかで、恐怖などを感じたことのある子どもは、「何か痛いことをされるのではないか」と恐怖心を抱く場合もあります。そのため、落ち着いた環境で、子どもにわかる言葉を用いて説明することが大切です。

特に、2〜7歳の子どもは、言葉だけでなく「ごっこ遊び」を行うと理解しやすくなります。遊びをとおして、検査や診察の流れを経験することができ、これから受ける検査・診察などを子どもなりに理解できるようにな

ります。説明に、絵本やDVDなどのツールを使用するのもよいと思います。

＊

痛いときや怖いときに子どもが泣くのは、当然のことです。子どもが泣いたとしても、診療を受けることができたのであれば、「○○ができたね」と具体的にできたことを認めてあげてください。そして、家族に抱きしめてもらうなどすると、子どもは「ダメな自分」と感じるのではなく、「できる自分、頑張れた自分」と確認し安心することができます。

子どもにとって失敗体験ではなく、成功体験となるようなかかわりを工夫することで、その後の受診や検査などに対する子どもの姿勢が変わってきます。

子どもの気持ちを受け止め、体験を共有することが重要です。

文献
1) 平田美佳編, ナースのための早引き子どもの看護与薬・検査・処置ハンドブック第2版, ナツメ社, 東京, 2013：13-33, 86-89.
2) 鶴巻香奈子：採血・迅速検査など子どものいやがる検査を安全・安楽に実施するための工夫. 小児看護2019；42（2）：157-160.
3) 安達梓：子どもの検査・処置に対する心理社会的支援. 小児看護2016；39（3）：266-273.

3

点眼のギモン

眼科ケアの重要ポイント「点眼」

内堀由美子

眼科疾患の治療には、手術、薬剤投与などがありますが、一番に挙げられるのは点眼です。

点眼は、治療のためだけではなく、診察・検査時にも必要なことがあります。そのため、眼科疾患の看護では、点眼を確実に実施すること、患者さんが正しく点眼できるよう指導することが必要になります。

「点眼薬の管理」を正しく行う

片眼ずつ違う点眼薬が、処方されることもあるため、疾患を理解したうえで、点眼の種類、作用・副作用を理解することが必要です。

正しく点眼を実施できないと、治療のために処方された点眼薬が、感染症などを誘発する危険性もあります。看護師が、点眼薬を正しく管理して清潔に取り扱うこと、患者さんにも点眼薬の正しい管理・取り扱いについて指導することが大切です。

「キャップの形や色」を指導に取り入れる

視力低下がある患者さんの場合、点眼を実施する際に順番を間違えないように工夫が必要なこともあります。

点眼薬をよく見ると、キャップがさまざまな形・色をしています。円柱状・三角柱…、青色・オレンジ色・ピンク色…、メーカーによって形・色などを工夫し、視力の低下した患者さんが、形や色で識別しやすいようにしているようです。これを機会に、点眼薬キャップの形・色などに興味をもって、患者指導に加えてみてください。

この章では、点眼の方法、点眼薬の種類と効果、複数の点眼薬が処方された場合の滴下順番、患者さんへの指導などを解説しています。日常の眼科看護で実施していることを確認と、患者さんへの指導に役立ててください。

点眼の方法

実施前のポイント

- 実施前には手指衛生を行う
- 外した点眼薬のキャップは、上向きに置く
- 軽く上を向いた姿勢で点眼する
  → 「真上を向く」必要はない

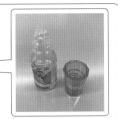

実施のポイント

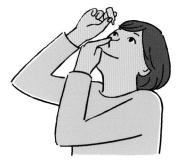
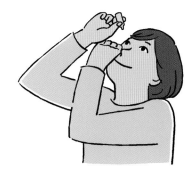

- 点眼容器の先端が、結膜や睫毛に接触しないようにして点眼する
  →点眼薬が汚染され、感染の原因となる
- 目の周りにこぼれてしまったら、再度、点眼しなおす
  →こぼれた薬液を、無理に目に流し込まない

実施後のポイント

- 点眼直後は、閉眼し、目頭を軽く
  おさえて1分程度じっとしている
    →頻繁にまばたきすると、薬液が
      鼻からのどに流れ出てしまう（薬
      液の味を感じる）
- あふれ出た余分な薬液は、ガーゼ
  やティッシュペーパーなどで拭き
  取る
    →こぼれ出た薬液を、手で拭うこ
      とはしない

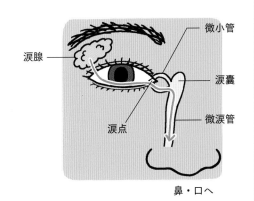

涙腺　微小管　涙嚢　涙点　微涙管　鼻・口へ

Q49 複数の点眼薬が処方された場合、どんな順番・間隔で点眼するの？

A 「水溶性→懸濁性→油性→眼軟膏」の順に
つけるのが一般的です。点眼間隔を5分以上
あけると、点眼薬の相互の影響が少なくなります。

薬剤師
赤羽真弓

点眼薬は大きく分けて4種類

点眼薬は、水に溶けやすく水溶液中で安定性の高い「水溶性点眼薬」、水に溶けにくいが水溶液中で安定性の高い「懸濁性点眼薬」、水に溶けにくく水溶液中で不安定な「油性点眼薬」と「眼軟膏」があります。

一般的には「水溶性→懸濁性→油性→眼軟膏」の順に使用します。ただし、医師の指示がある場合は、それに従ってください。

1. 最初に使うのは水溶性点眼薬

複数の水溶性点眼薬を使用する場合は、最も効果を期待する薬剤を最後に使うのが一般的です。

最初に点眼した薬剤は、後に点眼した液によって洗い流されてしまうためです。

2. 次に使うのは懸濁性点眼薬

一般的に、懸濁性点眼薬は、吸収されるのが遅いため、水溶性点眼の前に使用すると、吸収を阻害してしまう可能性があります。

3. 油性点眼薬や眼軟膏は最後に使用

油性点眼薬は、水に溶けにくいため、最初に使うと、水性点眼薬や懸濁性点眼薬をはじいてしまう可能性があります。

眼軟膏も油性点眼と同様の性質を持っています。結膜嚢滞留時間が長く、他の点眼薬をはじいてしまうので、最後に使用します。

また、点眼後に眼の表面でゲル化するゲル化点眼薬は、他の点眼薬の吸収を妨げる恐れがあるため、最後に点眼してください。

主な点眼薬を表1にまとめましたので、参考にしてください。

pHも大切

涙液のpHは7.0～7.4です。

涙液と近い中性のものを先に使用することで、刺激による流涙が少なくなり、眼内移行の効率がよくなります。

涙液が薬剤と置き換わるのは5分後

結膜嚢内の涙液量は約7μLで、通常1.2μL/分で涙液が産生されるといわれます。つまり、結膜嚢の涙液が完全に置き換わるまでには5分強かかると計算されます。

涙液のターンオーバー（入れ替わり）の値からも、2種類の点眼液の間隔は5分以上必要です。

文献
1）日本眼科医会監修：点眼剤の適正使用ハンドブックQ＆A．http://www.dy-net.jp/eyedrop/tenganzai_handbook.pdf（2020.6.3アクセス）．

表1　主な点眼薬

分類	成分名	代表的な製品	pH
水溶性点眼薬	シアノコバラミン	サンコバ®点眼液	5.5 ～ 6.5
	ヒアルロン酸ナトリウム	ヒアレイン®点眼液	6.0 ～ 7.0
	レボフロキサシン	クラビット®点眼液	6.2 ～ 6.8
	ラタノプロスト	キサラタン®点眼液	6.5 ～ 6.9
懸濁性点眼薬	フルオロメトロン	フルメトロン®点眼液	6.8 ～ 7.8
	ピレノキシン	カリーユニ®点眼液	3.4 ～ 4.0
	ブリンゾラミド	エイゾプト®懸濁性点眼液	約7.5
	レボカバスチン	リボスチン®点眼液	6.0 ～ 8.0
油性点眼薬	インドメタシン	インドメロール油性点眼液*	
眼軟膏	オフロキサシン	タリビッド®眼軟膏	
	エリスロマイシン・コリスチン	エコリシン®眼軟膏	
	デキサメタゾン	サンテゾーン®眼軟膏	
	フラジオマイシン・メチルプレドニゾロン	ネオ メドロール®EE軟膏	
ゲル化点眼薬	チモロール	チモプトール®XE点眼薬	6.5 ～ 7.5
		リズモン®TG点眼液	7.2 ～ 8.0

＊販売自体は、2014年に終了している

Column　QOV（クオリティー・オブ・ビジョン）って？

　クオリティ・オブ・ビジョン（quality of vision：QOV）すなわち「見えかたの質」の向上は、クオリティ・オブ・ライフ（quality of life：QOL）をよくするために、とても大切です。

　白内障手術で視力が改善することも、ロービジョンケアで処方された補助具で便利になることも、QOVの向上です。私たち眼科医療スタッフの仕事は、この「QOVの向上」を目標にしています。でも、看護師のみなさんは、患者さんと医師との間で「QOVの向上の到達目標が異なっている」と感じたことはありませんか？

　多くの患者さんは、白内障は「手術をすれば、よく見えるようになる」と期待しています。「視力の回復が悪い」と説明しても、過度の期待を抱いているケースでは、患者さんと医師との間でQOVの向上の到達目標にすれ違いが生じていることがあります。

　ロービジョンケアでも同様です。看護師のみなさんには、患者さんと医師の間に立ち、QOVの到達目標にすれ違いが生じないように注意していただくことを期待しています。　　　　　　　（鈴木重成）

Q50 点眼を指導するときの注意点は？

容器の先が、眼や睫毛などに触れないように
1滴、点眼しましょう。点眼後は2〜3分程度、
涙嚢部（目頭）を抑え、閉眼します。

薬剤師
赤羽真弓

上から垂らすように点眼する

「見えにくい」「つけにくい」などの理由で、先端を近づけて点眼する患者さんが多くいます。

先端を近づければ、眼内に薬液が入る確率は上がりますが、先端で眼を傷つけたり、眼や睫毛に触れた薬液が汚染される可能性があります。

薬液が汚染されると、点眼のたびに細菌が眼に入ることになります。そのため、眼からの距離を保って点眼する必要があります。

涙嚢部への流入を防ぐ

点眼すると、まず、結膜嚢という袋状の部分に点眼液が溜まります*。結膜嚢に溜まった点眼薬は、徐々に角膜から吸収され、目の内部へと吸収されていきます。

1. 点眼したら涙嚢部を圧迫する

点眼後に涙嚢部（目頭のあたり）を圧迫することで、薬剤を長く眼内にとどまらせることができ、長く効果を発揮することができます。

また、全身に吸収されないので副作用も起こりにくくなります。

2. まばたきはしない

薬液を眼全体に行き渡らせようと思うのか、点眼直後になんどもまばたきをしたり、瞼をぐりぐりマッサージする患者さんがいますが、涙嚢部からの点眼液の排泄を早めてしまうので、逆効果です。

ただし、手術後は傷口に触れることもあるので、涙嚢部を押さえるのではなく、まぶたを閉じるだけにしましょう。

1回1滴でよい

点眼薬は、1滴約50μLです。涙液量は約7μLであり、結膜嚢には20〜30μLしか保持できないため、2滴以上使用しても、あふれる薬液が増え、無駄になってしまいます。

また、全身に吸収される薬液量が増え、全身性の副作用が出現するおそれもあります。

文献
1) 参天製薬：目薬（点眼液・眼軟膏）の使い方 https://www.santen.co.jp/ja/healthcare/eye/eyecare/eyelotion/（2020.6.3アクセス）.
2) 日本眼科医会監修：点眼剤の適正使用ハンドブックQ＆A. http://www.dy-net.jp/eyedrop/tenganzai_handbook.pdf（2020.6.3アクセス）.

＊結膜でも点眼薬は吸収される。

Q51 散瞳薬が禁忌の疾患って？その理由は？

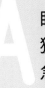

眼圧上昇の素因のある患者さん（緑内障、狭隅角や前房が浅いなど）には禁忌です。急性閉塞隅角緑内障の発作を起こす可能性があるためです。

薬剤師
赤羽真弓

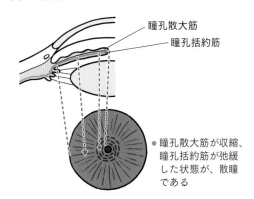 省略

散瞳薬の作用

散瞳薬は、診断や眼の調節麻痺の治療のために使用されることが多いです。また、虹彩の癒着予防に使用されることもあります。

瞳には瞳孔括約筋と瞳孔散大筋の2つの筋肉がありますが、それらの筋肉に作用して散瞳を起こします。

緑内障には、なぜ禁忌？

散瞳しているときは、瞳孔括約筋が短く太くなっています。瞳孔括約筋が太くなると、隅角（角膜と虹彩筋の隙間）が狭くなります（図1）。

緑内障患者さんの隅角は狭くなっているため、散瞳薬を使用すると隅角がさらに狭くなり、眼房水の流れが滞ります。

その結果、急激に眼圧が上昇し、急性の緑内障発作を起こす可能性があるのです。

緑内障でも使用できる場合も

1. 閉塞隅角緑内障では禁忌

緑内障には、開放隅角緑内障と閉塞隅角緑内障の2種類があります（➡ p.31 Q16 ）。

一般的に、散瞳薬が禁忌とされるのは閉塞隅角緑内障（隅角の閉塞・狭窄がある緑内

図1　隅角と虹彩

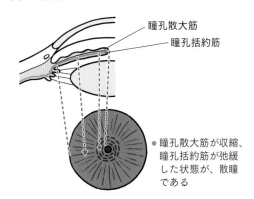

瞳孔散大筋
瞳孔括約筋

● 瞳孔散大筋が収縮、瞳孔括約筋が弛緩した状態が、散瞳である

障）で、開放隅角緑内障（隅角の閉塞がない緑内障）には使用できる、とされています。

日本人のほとんどは正常眼圧緑内障（開放隅角緑内障の一種）といわれており[1,2)]、ほとんどの患者さんで散瞳薬の使用が可能です。

2. 「開放隅角緑内障だから安心」ではない

しかし「開放隅角緑内障・嚢性緑内障*の患者さんに散瞳薬を使用したら眼圧が上昇した」とする報告もあります[3)]。

散瞳検査を要する場合には、開放・閉塞隅角緑内障ともに眼圧変動に注意が必要です。担当医師への相談が必要と考えられます。

緑内障で注意が必要な他の薬剤

緑内障の患者さんには、散瞳薬以外にも、注意が必要な薬剤があります。副交感神経を

表1 抗コリン作用のある薬剤の例

分類	成分	代表的な製剤	禁忌
神経・精神用薬	エチゾラム	デパス®	急性閉塞隅角緑内障
	トリアゾラム	ハルシオン®	
	ブロチゾラム	レンドルミン®	
	エスゾピクロン	ルネスタ®	
	デュロキセチン	サインバルタ®	(コントロール不良の)閉塞隅角緑内障
抗てんかん薬	クロナゼパム	リボトリール®	急性閉塞隅角緑内障
抗パーキンソン薬	レボドパ・ベンセラジド	マドパー®	閉塞隅角緑内障
	ビペリデン	アキネトン®	
抗不整脈薬	ジソピラミド	リスモダン®	閉塞隅角緑内障
総合感冒薬	プロメタジン(非ピリン系総合感冒薬)	PL配合顆粒	閉塞隅角緑内障
鎮咳薬	ジヒドロコデイン・クロルフェニラミンマレイン酸	フスコデ®	閉塞隅角緑内障
抗アレルギー薬	d-クロルフェニラミンマレイン酸	ポララミン®	閉塞隅角緑内障
	ベタメタゾン・d-クロルフェニラミンマレイン酸	セレスタミン®	
眩暈薬	ジフェンヒドラミン・ジプロフィリン	トラベルミン®	閉塞隅角緑内障
鎮痙薬	ブチルスコポラミン	ブスコパン®	閉塞隅角緑内障
排尿治療薬	プロピベリン	バップフォー®	閉塞隅角緑内障
	コハク酸ソリフェナシン	ベシケア®	
散瞳薬	トロピカミド(トロピカミド・フェニレフリン)	ミドリン®M点眼液(ミドリン®P点眼液)	緑内障および狭隅角や前房が浅いなどの眼圧上昇の素因がある場合
気管支拡張薬	チオトロピウム	スピリーバ®	閉塞隅角緑内障

刺激する、アセチルコリンの働きを抑える作用(抗コリン作用)のある薬剤です(表1)。

抗コリン作用の薬剤を使用すると、虹彩の瞳孔括約筋が弛緩して、散瞳を起こすことが知られています。散瞳により、隅角閉塞を引き起こす可能性があります。

しかし、すべての緑内障に対して禁忌となっているわけではなく、狭隅角緑内障・閉塞隅角緑内障(隅角が狭くなり房水が流出しにくい状態になっている緑内障)で眼圧上昇が起こりやすくなるといわれています。

抗コリン作用のある薬を中止すると今までコントロールがついていた疾患が悪化してしまう可能性もありますし、継続したことで急な眼圧上昇を起こす可能性もあります。そのため、抗コリン作用のある薬剤を使用している(今後使用を検討している)患者さんには、どの病型の緑内障なのか十分に確認したうえで、投与継続の可否を判断する必要があります[4]。

文献
1) Iwase A, Suzuki Y, Araie M, et al. The prevalence of primary open-angle glaucoma in Japanese：The Tajimi Study. *Ophthalomogy* 2004；111：1641-1648.
2) Yamamoto T, Iwase A, Araie M, et al. The Tajimi Study report 2：prevalence of primary angle closure and secondary glaucoma in a Japanese population. *Ophthalmology* 2005；112：166-169.
3) 井岡伊久子，市岡尚，市岡博：散瞳薬による開放隅角緑内障の眼圧上昇. 臨床眼科 2000；54：1139-1143.
4) 厚生労働省：医薬品・医療機器安全性情報No.364 抗コリン薬の禁忌「緑内障」等の見直しについて. https://www.mhlw.go.jp/content/11120000/000529725.pdf（2020.6.3アクセス）.

＊嚢性緑内障：虹彩や水晶体などにフケのようなものがつく緑内障。

Q52 点眼薬には、主にどんな種類があるの？

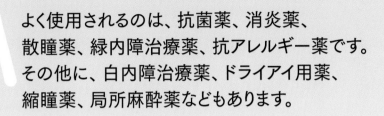

よく使用されるのは、抗菌薬、消炎薬、
散瞳薬、緑内障治療薬、抗アレルギー薬です。
その他に、白内障治療薬、ドライアイ用薬、
縮瞳薬、局所麻酔薬などもあります。

薬剤師
赤羽真弓

抗菌薬

　抗菌薬は、感染の予防・治療のために使用
されます。耐性菌の発現などを防ぐため、感
受性を確認し、疾病の治療上、必要な最低限
の期間の投与にとどめるのが原則です。

　抗菌薬には、セフメノキシム（ベストロン®）、
レボフロキサシン（クラビット®）、ガチフ
ロキサシン（ガチフロ®）などがあり、ター
ゲットとする菌種により使い分けられます。

消炎薬

　炎症や痛みを引き起こすプロスタグランジ
ンの働きを抑えることで、炎症反応や痛みを
抑える効果がある薬剤です。

　合成副腎皮質ホルモン薬（ステロイド薬）
と、非ステロイド性抗炎症薬（non-steroidal
anti-inflammatory drugs：NSAIDs）があり
ます。

　ステロイド薬にはプレドニゾロン酢酸エス
テル、デキサメタゾン、フルオロメトロンな
どの成分があります。

　NSAIDsにはプラノプロフェン、ブロム
フェナクナトリウムなどの成分があります。

散瞳薬（➡p.101　Q51 ）

　瞳孔の散大を起こす薬剤です。

　瞳には、瞳孔散大筋と瞳孔括約筋の2つの
筋肉があり、瞳孔括約筋の弛緩、または、瞳
孔散大筋の収縮により散瞳を起こします。

　瞳孔括約筋のあるM_3受容体を遮断するト
ロピカミド（ミドリン®M、ミドリン®P）と、
瞳孔散大筋のあるα_1受容体を刺激するフェ
ニレフリン（ネオシネジンコーワ）などがあ
ります。

緑内障治療薬

　房水の産生を抑える作用をもつ薬剤と、房
水の流出を促す作用のある薬剤に大きく分か
れます。

1. 房水の流出を促す薬剤

　シュレム管を拡げる副交感神経刺激薬（ピ
ロカルピン）、ぶどう膜強膜流出路からの流
出を促すプロスタグランジン誘導体（トラボ
プロスト、タフルプロストなど）、プロスタ
マイド誘導体（ビマトプロスト）、α_1受容
体遮断薬（ブナゾシン）、房水の流出抵抗性
を改善するRhoキナーゼ阻害薬（リパスジ
ル）などに細かく分類されます。

2. 房水の産生を抑える薬剤

房水の生成を抑える炭酸脱水酵素阻害薬（ドルゾラミド、ブリンゾラミド）、余分な水分の流入を防ぎ房水の生成を抑える β 受容体遮断薬（チモロール、カルテオロール）などに細かく分類されます。

3. その他

上記の他、房水の生成抑制と流出促進の作用をもつ α_2 受容体刺激薬（ブリモニジン）など多くの種類があり、病態により使い分けられています。

最近では、複数の成分を合わせた配合薬が使用されることが多くあります。

抗アレルギー薬

メディエーター遊離抑制薬（クロモグリク酸ナトリウムなど）、抗ヒスタミン薬（エピナスチン、ケトチフェン、オロパタジン、レボカバスチンなど）、抗ロイコトリエン薬（イブジラストなど）があります。

季節性アレルギーの患者さんには、好発季節の直前からアレルゲンとの接触がなくなるまで継続するよう指導します。

その他

その他の点眼薬として、白内障治療薬、ドライアイ用薬、縮瞳薬、局所麻酔薬などがあります。

1. 白内障治療薬

白内障治療薬には、水晶体中の水溶性タンパク質を不溶性タンパク質に変性させるキノン体が水晶体に結合するのを阻害するピレノキシン（カリーユニ®、カタリン®K）があります。

この薬剤は、水晶体が白く濁るのを抑えるものであり、進行を予防する作用があります。一度濁った水晶体をきれいにする作用はありません。

2. ドライアイ用薬

潤いを保たせる作用のある薬剤が使用されます。

涙液を補充する人工涙液（人工涙液マイティア®）、保水作用・角膜創傷治癒促進作用のあるヒアルロン酸製剤（ヒアレイン®）の他、涙液の量を増やす作用のあるムチンや水分を分泌促進するジクアホソルナトリウム（ジクアス®）、ムチンを産生するレバミピド（ムコスタ®）などがあります。

ムコスタ®には、胃薬における胃粘膜保護効果と同様に、ドライアイで傷ついた角膜・結膜を修復する作用もあります。

3. 縮瞳薬

散瞳薬の反対で、瞳孔の収縮を起こす薬剤です。

この薬剤には、ピロカルピン（サンピロ®）があり、房水の流出を促進することで眼圧を下げる作用があり、開放隅角緑内障や正常眼圧緑内障をはじめ、隅角拡大を目的として閉塞隅角緑内障の治療に用いられることもあります。

4. 局所麻酔薬

点眼薬として使用する麻酔薬もあります。

オキシブプロカイン（ベノキシール®）、リドカイン（キシロカイン®）が、眼科用の表面麻酔薬として使用されています。

Q53 手術後は、どんな点眼薬を使用するの?

抗菌薬、ステロイド性抗炎症薬が使用されます。
他に、非ステロイド系抗炎症薬、角膜保護薬、
散瞳薬なども使用されます。

薬剤師
赤羽真弓

抗菌薬

抗生物質は、細菌から目を守るために使われます。

手術後の合併症として眼内炎が起きることがあるため、抗菌薬を使用して予防します。

抗炎症薬

抗炎症薬は、炎症の原因物質であるプロスタグランジンの生成を抑制し、手術後の炎症や合併症を防止・予防するために使われます。

白内障の術後は、ステロイド性抗炎症薬と、非ステロイド系抗炎症薬と、2種類の抗炎症薬を使うことも多いです。

なぜなら、炎症を抑える作用はステロイド性抗炎症薬のほうが強いですが、非ステロイド系の抗炎症薬は嚢胞性黄斑浮腫（白内障術後合併症）の発症リスクを低下させる[1] といわれているためです。

角膜保護薬

角膜移植の後などでは、角膜保護薬が使用されます。

角膜保護薬には、硝子体や皮膚の形を保ったり、関節の滑りを良くしたりといったはたらきがあります。

また、保水作用（水を保持する作用）から、眼の角結膜上皮障害に対する保護作用があり、傷の治りを助け角膜上皮の再生を促す作用があります。

眼の乾燥を防ぎ、異物が入ったときに洗い流す効果も期待できます。

散瞳薬（→p.101 Q51 ）

手術後に眼の炎症が起こると、水晶体と虹彩が癒着し、眼圧が上昇してしまうことがあります。

その予防や治療のために散瞳薬が使用されることがあります。

散瞳薬は、瞳孔縁と水晶体の距離を大きくし、虹彩を動かすことで虹彩後癒着の予防や解消をします。

文献
1) 小原喜隆：科学的根拠（evidence）に基づく白内障診療ガイドラインの策定に関する研究（H13-21EBM-012）．平成13年度 総括・分担研究報告書, 2002.

Q54 上手に点眼できない患者さんには、どう指導すればいいの？

自己点眼可能か、家族などのサポートがあるか確認します。自己点眼の際は、視覚や行動で覚えてもらいます。点眼補助器具を使用する場合もあります。

薬剤師

赤羽真弓

高齢者の場合

　高齢者は、昔のことはよく覚えているものの、近い過去のことは記憶が曖昧なことが多いです。そのため、言葉による説明よりも、実際に行動してもらうことで体得してもらうほうが効果的です。

　また、パンフレットや写真・絵による説明書などを用いて、視覚で覚えてもらうことも有効です。

　早期から繰り返し点眼指導を行うことは、手技確立に効果的で、患者さん本人の点眼療法に対する認識の向上にもつながります。

リウマチ・脳卒中などの場合

　患者さん本人による点眼（自己点眼）が可能かどうかをまず確認します。

　自己点眼が困難な場合は、周囲のサポートの有無を確認し、家族などの補助がある場合には補助者に点眼指導を行います。

　自身で点眼する場合には、点眼距離が保てるか、容器を押す力があるか確認します。必要に応じて、点眼補助器具を使用します（図1）。点眼補助器具は、多くの点眼薬に使用できますが、使用不可能な薬剤もあるため、注意が必要です。

文献
1)　吉井良子：疾患を持つ老人の看護．日本看護協会出版会，東京，1986：4.

図1　点眼補助器具（例）

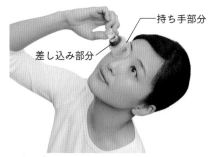

持ち手部分

差し込み部分

らくらく点眼（写真提供：川本産業）
● 持ち手部分を持って、差し込み部分に点眼薬を差し込み、点眼容器の先端が眼の上にくるように固定して点眼する。指の力がないと使用が困難

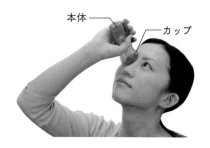

本体

カップ

らくらく点眼Ⅲ（写真提供：川本産業）
● 本体に点眼薬をセットしてカップを閉じ、点眼容器の先端が眼の上にくるように固定してレバーを握ると点眼できる。指の力がなくても使用しやすい

Q55 眼軟膏には、どんな種類があるの？

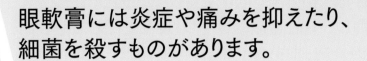

眼軟膏には炎症や痛みを抑えたり、
細菌を殺すものがあります。

薬剤師
赤羽真弓

24
眼軟膏

眼軟膏の特徴

眼軟膏は、油の成分に薬を混ぜたものです。温めることで、固まった状態から液状へと溶けていきます。

結膜嚢に長くとどまるため、点眼薬よりも効果が長く持続します。

無菌的に調製されているので、粘膜（結膜嚢内）に入れても問題ありません。

眼軟膏の種類

現在使用されている眼軟膏は、抗菌薬やステロイド性抗炎症薬が主になります。

具体的な種類を（表1）に示します。

表1　よく使用される眼軟膏の種類

分類	成分名	代表的な薬剤
ステロイド性抗炎症薬	デキサメタゾン	サンテゾーン®0.05％眼軟膏
	プレドニゾロン	プレドニン®眼軟膏
ステロイド性抗炎症薬・抗菌薬	ベタメタゾン・フラジオマイシン	眼・耳科用リンデロン®A軟膏
	フラジオマイシン・メチルプレドニゾロン	ネオ メドロール®EE軟膏
ビタミンB₂製剤	フラビンアデニンジヌクレオチド	フラビタン®眼軟膏0.1％
抗ウイルス薬	アシクロビル	ゾビラックス®眼軟膏3％
抗菌薬	エリスロマイシン・コリスチン	エコリシン®眼軟膏
	バンコマイシン	バンコマイシン眼軟膏1％
	オフロキサシン	タリビッド®眼軟膏0.3％
抗真菌薬	ピマリシン	ピマリシン眼軟膏1％
散瞳・調節麻痺薬	アトロピン	リュウアト®1％眼軟膏

Q56 眼軟膏のつけかたのコツは？

眼球に触れないよう注意しながら、チューブを押して下眼瞼に軟膏をつけ、目を閉じて軽くマッサージします。綿棒などを使用してもよいでしょう。

薬剤師

赤羽真弓

眼軟膏の使用方法（図1）

まず、石けんで手を洗います。

その後、下眼瞼を軽く引き、下眼瞼の内側に眼軟膏を乗せるように入れます。

その後、しばらく目を閉じていると、軟膏が目の中で温められ、溶けて広がり、効き始めます。

眼を閉じている間に、瞼を軽くマッサージをします。

注意点

眼軟膏を指にとって入れるのは避け、チューブから直接入れるか、清潔な綿棒などに眼軟膏を取って入れてください。

チューブから直接入れるときは、チューブの先が睫毛や眼瞼に当たらないように注意します。

チューブの先端や綿棒で、角膜などを傷つけないように注意することも大切です。

眼軟膏の使用前後には、チューブの先端を清潔なティッシュなどで拭き取ります。

また、眼軟膏塗布直後は、眼が曇ることを説明し、運転などの危険を伴う作業は控えるように伝えておきます。

図1　眼軟膏のつけかた

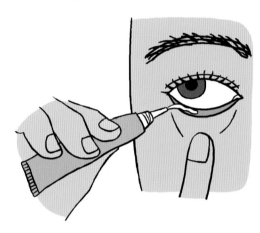

● 先端が結膜や眼球につかないように注意

文献
1) 参天製薬：目薬（点眼液・眼軟膏）の使い方. https://www.santen.co.jp/ja/healthcare/eye/eyecare/eyelotion/index5.jsp（2020.6.3アクセス）.
2) 日本眼科医会監修：点眼剤の適正使用ハンドブックQ＆A. http://www.dy-net.jp/eyedrop/（2020.6.3アクセス）.

4

眼科ケアのギモン

眼科ケアのコツとワザ

内堀由美子

「眼の手術」特有の恐怖・不安を理解する

　眼科手術を受ける患者さんは、「目の手術をする」ということの不安とともに、「手術をしても視力が回復しないのではないか」「失明するのではないか」という恐怖を感じます。手術についてはPart1で解説している疾患の知識を理解し、患者さんの気持ちに寄り添った看護をします。

　手術後は、合併症の予防・早期発見に努め、患者さんにも合併症の症状がでた場合、伝えられるよう指導します。手術後の最も重篤な合併症である術後眼内炎を予防するためには、医療者はもちろん、患者さん自身が感染予防行動をとれるよう援助します。

　また、手術後に腹臥位で安静が必要になる場合がありますが、普段、腹臥位で睡眠をとる習慣のない患者さんにとっては、安静の必要性は理解していても、腹臥位の継続が苦痛で、安静にできないことがあります。そのため、安静の範囲内で苦痛の緩和をはかります。

ロービジョンへの支援も欠かせない

　治療の効果がない、不慮の事故などで、ロービジョン（視覚障害）になった患者さんが生活するためには、周囲の援助が必要になります。社会資源・補装具などを活用し、障害を受ける前の生活に近づける工夫をします。

　この章では、手術後の合併症と予防、手術後安静時の苦痛の緩和、ロービジョン患者さんの日常生活援助、在宅で受けられる社会資源、手続きについてなどを解説しています。

　手術後の合併症の予防・早期発見はもちろんのこと、ロービジョン患者さんが、日常生活を安全に過ごすことができ、障害を受ける以前の生活に近づけるための支援に役立ててください。

代表的な眼科の手術

目的は「視機能の改善」　　　　目的は「視機能の維持」

- 角膜移植
- 屈折矯正
- 白内障の手術
- 網膜剥離の手術
- 硝子体手術
- 黄斑浮腫の
  レーザー凝固
- 斜視の手術
- 翼状片の手術
- 眼瞼下垂の手術

- 加齢黄斑変性
  のレーザー治療
- 閉塞隅角緑内障の手術
- 糖尿病などによる増殖網膜症
  のレーザー治療
- 涙道の手術
- 麦粒腫や内反症の手術
- 眼窩底骨折や視神経損傷
  の手術
- 腫瘍の摘出

- 開放隅角緑内障の
  手術
- 糖尿病網膜症の
  レーザー凝固
- 網膜裂孔の
  レーザー凝固

ロービジョン：見えかたのイメージと対処法の例

視力低下
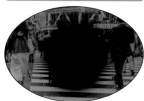
- ルーペや拡大読書器を
  用いて拡大する

中心暗点
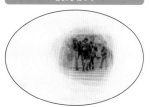
- ルーペや拡大読書器を
  用いて、周辺視力を活かす

視野狭窄
- 視野拡大レンズなどを
  用いて視野を広げる

コントラスト低下
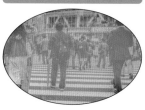
- 遮光眼鏡やライト付き
  ルーペを用いる

羞明

- 遮光眼鏡や偏光レンズを
  用いる

夜盲
- 遮光眼鏡を用いる
  場合がある

※ Part4 の人物写真は当院スタッフ

111

Q57 空気置換後は、なぜ腹臥位安静が必要なの？

空気置換は「剥がれた網膜を元の位置に戻す」ために行われる方法です。空気が網膜裂孔を正しく塞ぐために有効なのが、腹臥位だからです。

看護師
丸山由起子

腹臥位安静の必要性

網膜剝離など、網膜が剝がれている場合、網膜を元に戻す必要があります。そのため、手術で硝子体液・網膜下液を吸引し、硝子体腔をガスや空気などの物質で置換（眼内タンポナーデ）します（図1）。

ガスや空気が網膜裂孔に接触するように、適切な体位を維持させる必要があります（図2）。

眼内タンポナーデの適応

硝子体手術と眼内タンポナーデの適応となる疾患は、裂孔原性網膜剝離、黄斑円孔、増殖糖尿病網膜症、増殖性硝子体網膜症などです。

置換する物質の種類

眼内タンポナーデに用いる物質は、空気、SF6、シリコンオイルなどです。置換する物質の特徴を理解することが大切です。

置換した物質が消失するまでは腹臥位を継続しなければなりません。おおよその期間を表1に示します。

手術前後の説明が重要

手術後、腹臥位安静が継続できるように、術前オリエンテーションのなかで、腹臥位安静の必要性について、患者さんに説明しておくことが大切です。

患者さんの年齢や疾患の受け止め方などを把握し、患者さんの反応を確認します。

図1　腹臥位安静を行う理由

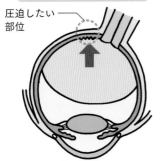

下向き（腹臥位）だと…

圧迫したい部位

● ガスは上にあがるため、裂孔を圧迫することができる

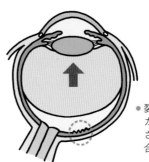

上向き（仰臥位）だと…

● 裂孔が下にくると、ガスによって圧迫されないため、合併症が生じうる

図2　腹臥位の実際

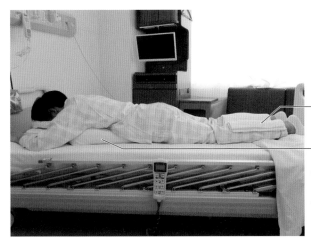

― 温罨法によってリラクセーションを図る

― クッションを用いて苦痛をやわらげる

● 常に「顔が下に向く」体位を保つことが
　大切である
● 空気置換の場合、半分くらい空気が消失
　したら、ベッドアップの姿勢をとること
　もできる

表1　眼内タンポナーデ置換物質と消失までの期間

置換する物質の種類	置換物質の特徴	消失するまでの期間
空気	● 最も一般的 ● 1日に1割程度、自然吸収される	約7日
SF6	● 空気より長期間タンポナーデ効果が期待でき、多発裂孔や巨大裂孔などに用いる ● 術後、眼圧上昇することがあるため、注意が必要	約14日
シリコンオイル	● 最もタンポナーデ効果が高い ● 術後、視力が出づらい	自然吸収されない（将来、手術による除去が必要）

文献
1)　植田俊彦：硝子体タンポナーデ. 小出良平編，眼
　　科エキスパートナーシング，南江堂，2002：180-
　　188..

Q58 腹臥位がつらい患者さんには、どんな看護が提供できる？

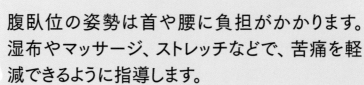

腹臥位の姿勢は首や腰に負担がかかります。湿布やマッサージ、ストレッチなどで、苦痛を軽減できるように指導します。

看護師
丸山由起子

安静継続のための援助

手術後の患者さんには、腹臥位による身体・精神的苦痛が生じます。

腹臥位安静を継続できるように、苦痛の軽減を図る必要があります。

身体的苦痛の軽減

同一体位の保持による肩・首・腰部の痛み、安静による活動性の低下による筋力低下や便秘などの症状を生じることがあります。

1. 肩こり・腰痛への対応

肩こりや腰痛がある場合は、湿布やマッサージなどで解消するようにしています。

例えば、直接、痛みのあるところに湿布を貼付するだけではなく、下肢や背部を蒸しタオルなどで温める温罨法を行う（図1）と、リラックス効果が得られます。

また、頭部に振動を与えないよう、ヘッドダウンした状態でのストレッチや上下肢の回旋運動（図2）なども勧めます。

2. 補助具の苦痛

腹臥位安静が継続できるよう、補助具として安楽枕を使い、肩の位置や枕の高さの調整をすることで苦痛の改善ができるようにはたらきかけていきます（➡p.116 Q59 ）。

精神的苦痛の軽減

腹臥位安静中は、孤独感・不安感・焦燥感・睡眠障害が出現しやすくなります。そのため、患者さんとのコミュニケーションが重要です。

術後の経過や、腹臥位の安静を要する期間を説明します。期限をある程度示し、目標を掲げることで、意欲を低下させないようにすることも必要です。

術後の安静保持が治療に影響するため、看護師は患者さんの精神面のサポートをすることが必要です。

文献
1) 加田木愛美：腹臥位安静の患者さんが体位は腹臥位であったが顔は横向きで休んでいた. 兵塚涼子編, 眼科のあるあるトラブル59, メディカ出版, 大阪, 2016：175-177.
2) 日野由香子：術後管理. 大橋裕一, 山田昌和編, 新ナースのための眼科学ナーシングポイント105, メジカルビュー社, 東京, 2011：182-183.

図1　温罨法

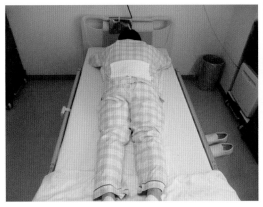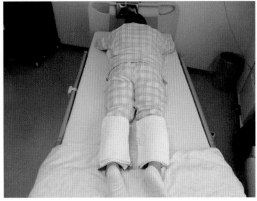

- 蒸しタオルで温める。
- 痛みのある部位だけでなく、下肢を温めるのも効果的

図2　ストレッチ・回旋運動

ストレッチ（例）

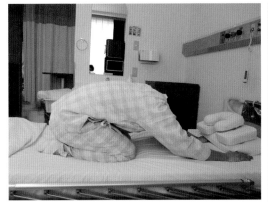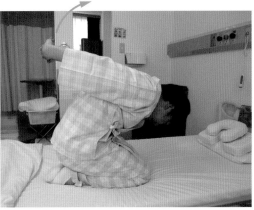

回旋運動（例）

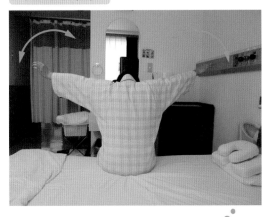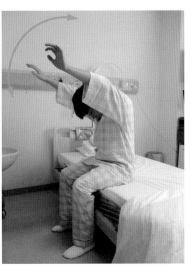

常に「顔が下に向く」体勢を
保つことが大切

Q59 楽に腹臥位を保持できる 方法は？

患者さんの身体の状態（普段の姿勢や麻痺など）や年齢を把握し、患者さんと相談しながら、安楽枕やクッションなど使用し工夫することが必要です。

看護師
丸山由起子

基礎疾患を把握する

基礎疾患（心疾患や肺疾患、脳疾患による麻痺など）がある患者さんは、安静制限により、体調不良となることがあります。そのため、安静保持だけでなく、全身状態（基礎疾患に応じた症状の有無）を確認するよう心がけます。

腹臥位安静時の看護

眼内タンポナーデ置換物質の種類にもよりますが、1日〜1週間は腹臥位を保つ必要があります（➡p.115 Q57）。

安静を継続できるよう、患者さん個々に応じた援助が必要です。安楽枕やクッションを使用し、安楽な体位の工夫をしていきます（図1）。

網膜復位を得るための安静は、「顔が下を向く（眼球が下にくる）」体勢を保てればよいため、終日、臥床して過ごさなければいけ

ないわけではありません。そのため、睡眠時や座位時は、ヘッドダウンなどにより、安静時の体位の方法を取り入れながら苦痛の軽減を図れるよう援助していきます（図2）。

また、同一体位による圧迫・摩擦から、皮膚を保護することも必要です。皮膚の状態も観察し、対応していきます。

手術前からの準備が重要

腹臥位の方法や注意点について、パンフレットを使用し、手術前から説明します。

患者さんに、実際に使用する安楽枕に触れてもらうなどして、その患者さんに合った安楽枕を選択すると、腹臥位のイメージがしやすくなり、術後の安静継続に効果的です。

文献
1) 日野由佳子：術後管理. 大橋裕一，山田昌和編，新ナースのための眼科学ナーシングポイント105，メジカルビュー社，東京，2011：20.

図1　患者さんに合わせたクッション（例）

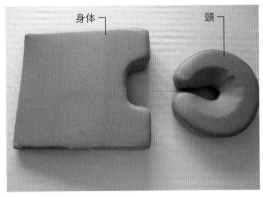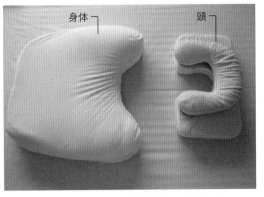

- 患者さんに実際に使用してもらい、肩や胸部の高さ、安定感、顔の大きさに合っているかなどを確かめ、調整するとよい

図2　安静時の体位の方法

腹臥位時

座位時

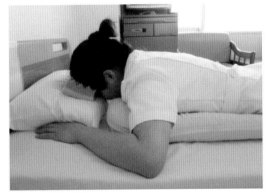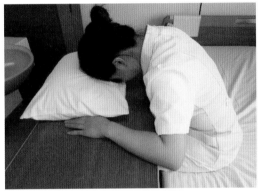

- 目を圧迫しないよう注意する
- マットにタオルなどを敷かない（しわによる皮膚トラブルを防ぐため）
- 同じ部位（顎、額など）を圧迫しないよう、少しずつ位置を変える
- ときどき腕・足などもストレッチする

Q60 肌荒れがひどい患者さんの、眼の保護方法は？

眼帯固定には低刺激性のテープや
紐を使用し、早めに保護眼鏡に変更します。
皮膚トラブルを予防することが大切です。

看護師

丸山由起子

肌荒れは、なぜ起こるのか

感染管理上「眼帯がはずれないこと」は重要です。そのため、術後はしっかり眼帯などで眼の保護を行う必要があります。

高齢者や皮膚が脆弱（アトピー性皮膚炎など）な患者さんは、皮膚が外的刺激に弱く、長時間にわたってテープ貼用することや手術後洗顔ができないことにより、皮膚トラブル（瘙痒感やかぶれ、表皮剥離など）を起こす可能性が高くなります。

入院時には、皮膚の状態を観察し、把握する必要があります。

皮膚トラブル発生時の対応

眼帯を固定するテープを、低刺激性のテープへ変更します。テープで固定できる箇所が限られる場合、貼付する部位を最小限にする、ゴム紐による固定に変更するなどの工夫が必要です。

また、医師と相談し、術後早めに保護眼鏡の使用を検討していきます（図1）。

洗顔できない期間の「保清」の方法

手術後は保清の制限があります。看護師による清拭は可能ですが、洗顔は医師の許可が必要です。

洗顔に関しては、術式によっても違いますが、洗顔の許可が出るまでは、眼周囲の清拭の回数を増やし保清を行います。

皮膚が弱い人や皮膚トラブルのリスクがある患者さんには、普段から使用している市販の保湿剤や、かかりつけ医に処方されている保湿剤などを使用します。

文献
1）田内幸恵：アトピー性皮膚炎の患者さんが眼帯を固定しているテープで皮膚炎を起こしてしまった. 兵塚涼子編，眼科のあるあるトラブル59，メディカ出版，大阪，2016：180-195.

図1　保護眼鏡

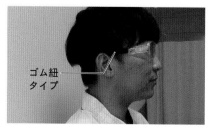

ゴム紐
タイプ

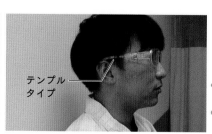

テンプル
タイプ

● 眠るときも外さない
（24時間装着）。
● 顔のサイズに合った
ものを使用する

Q61 手術後、緊急の診察が必要なのは、どんなとき？

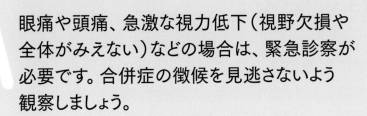

眼痛や頭痛、急激な視力低下（視野欠損や全体がみえない）などの場合は、緊急診察が必要です。合併症の徴候を見逃さないよう観察しましょう。

看護師
丸山由起子

眼科の術後合併症

術後の合併症として、感染（眼内炎）、出血、眼圧上昇などがあります。

入院中は、患者さんの疾患や既往、全身状態を把握していくことが必要です。

1. 眼内炎（➡p.49 Q28 ）

術後に細菌感染を起こしている状態で、放置されると不可逆的な視力障害が生じます。

急激な視力低下、眼痛（とくに目の奥のズキズキした痛み）、充血、眼瞼腫脹、前房蓄膿、硝子体混濁が主な症状です。

2. 出血

炎症、隅角閉塞、瞳孔閉鎖などによって眼内に出血が起こる場合があります。

駆出性出血など、眼内の血管が破綻し、大出血を起こすまれな合併症もあります。

3. 眼圧上昇

眼痛・頭痛・悪心などの症状が続く場合、眼圧が上昇している場合もあります。

術後合併症の症状をどう見抜くか

問診では、視力障害、複視、眼痛、充血、流涙、眼瞼腫脹などの症状が、どの程度なのか、患者さんから情報を得ていきます。

視診では、顔貌の状態、外傷の有無、眼瞼の腫脹の有無を観察します。

実際の診察では、視力・眼圧測定を行って、前眼部・眼底所見を診ます。そして緊急処置が必要かどうか、医師が判断します。

退院指導が重要

退院時に、注意すべき症状と緊急時の連絡先や受診方法を指導します。

その際は、患者さんだけではなく家族を含めて指導します（図1）。

文献
1) 田坂嘉考：術後眼内炎. 大橋裕一，山田昌和編，新ナースのための眼科学ナーシングポイント105，メジカルビュー社，東京，2011：166-167.
2) 大橋裕一，白神史雄，村上晶編：眼科疾患最新治療2016-2018. 南江堂，東京，2016.

図1　退院パンフレットへの記載内容（例）

次のような症状が現れたときはすぐに眼科にかかりましょう。

☐ 眼をぶつけた、強くこすった
☐ 眼が激しく痛む
☐ 眼が痒くて我慢できない
☐ 目やにが大量にでる
☐ 見え方がゆがむ、欠ける、かすむ

上記の症状が出たときは、必ず電話をしてから受診してください。
緊急連絡先：○○

Q62 保清制限があるのに、患者さんが洗顔してしまった場合は、どうすればいいの？

眼の周囲を清浄綿で拭き、視覚の状態を確認します。眼痛や眼の充血があったら、医師に診察を依頼します。

看護師
丸山由起子

洗顔・洗髪制限の目的

術式によって異なりますが、手術後の洗顔は、慎重に開始する必要があります。

保清制限は、感染症にかかり、術後眼内炎（➡ p.49 Q28 ）が生じる危険を防ぐ目的で行われています。個々の患者さんに応じた日常生活の援助が必要です。

術前からの説明と退院指導が重要

手術前から、患者さん・家族に、保清制限の目的を説明します（表1）。

保清制限の期間は、手術の術式や術後の経過によって異なります。看護師は、医師から情報を得て、制限期間を患者さん・家族に説明して、協力が得られるようにし、制限内での清潔援助を行います。

以下に、当院における白内障術後の保清制限についてまとめます。

保清制限の例（表2）

手術直後は、洗顔禁止し、清拭のみとします。洗顔は禁止ですが、顔を拭くことは可能です。

手術翌日からは、入浴・洗髪が可能です。

表1　日常生活に関する説明事項

経過に関しては個人差があります。必ず主治医へご相談ください

- 入浴：顔は濡らさず、首から下のみにしましょう
- 洗顔：主治医の許可が出るまではタオルで拭く程度にしましょう
- 洗髪：主治医の許可がでるまでは、仰向けの状態でしましょう

洗髪時には、眼に水やシャンプーが入らないよう注意が必要です。

入院中は、仰向けでの洗髪は看護師が行い、退院後は美容院で行うことを勧めています。

手術後1週間で、洗髪・洗顔の許可が出ます。

保清制限が守れなかった場合の対応

1. 症状があったら医師に報告

保清制限がある時期に、洗顔や洗髪をしてしまったら、眼の周囲を清浄綿で拭き、眼の状態を観察していきましょう。

汚染度が低い場合は、点眼で様子をみます。汚染度が低いとはいえない場合や、石鹸で顔を洗ってしまった場合などには、医師への報

表2　保清制限の例

	手術日（手術後）	術後1〜2日目	術後3日目／退院後1日目から
白内障手術の場合	● 洗顔・シャワーはできません ● 髭剃り、歯磨き、タオルで体を拭くことはできます 	● 診察後より、首下のみシャワー、仰向けでのシャンプーができます 	● 首下のみの入浴ができます ● 術後7日目から洗顔・下向きでのシャンプーができます

	手術日（手術後）	術後2日目〜
白内障・網膜手術の場合	● 洗顔・シャワーはできません ● 髭剃り、歯磨き、タオルで体を拭くことはできます 	● 医師の許可が下りれば、シャワー・仰向けでのシャンプーができます

告が必要です。

　眼痛・眼の充血などがある場合は、医師に診察を依頼します。また、症状がある場合、医師の指示にて手術後の抗菌薬の点眼の回数を増やすなどしていきます。

2. 守れなかった原因へのアプローチも重要

　なぜ保清制限を守れなかったのか、患者さんの心理状況の把握も必要です。特に高齢者の場合には「日ごろの習慣で顔を洗ってしまった」「説明を聞いたことを忘れてしまった」などの理由が考えられます。守れなかった理由を確認し、対処していきます。

　繰り返しの説明や、生活リズムに合わせて洗眼・入浴直前の声かけが重要となります。

Q63 歩行時には、どう介助すれば いいの？

日ごろから「視覚障がい者の見えかた」をイメージすることが、基本どおりのスムーズな介助を行うためには重要です。

医師
鈴木重成

歩行介助の基本

　歩行介助では、「誘導する人が半歩前」が基本です（**図1**）。声かけを併せて行うことも有効ですが、「あっち／こっち」といった曖昧な表現は避けてください。

　動線上に障害となるものを置かないなど、日ごろから目配りすることも忘れないでください。

1. 基本は「半歩前を歩いて誘導」（図2）

　広い場所では、腕や肩をもってもらい誘導します。

　狭い所では手引きする人が腕を後ろに回して1列になったり、後ろ向きになったりして誘導します。

2. 手すりや椅子には「手を誘導」（図3）

　階段の上り下りの際には、安全のために、階段がはじまる手前で声をかけ、止まってもらいます。手すりがあれば手を誘導して確認してもらいます。

　診察室では、着席する前に、椅子の中央や背もたれに手を誘導するようにします。

公的援助の活用

　歩行介助は、公的援助を受けられることがあります。公的援助を活用するために、ロービジョンケア施設を案内します。

　ロービジョンケア施設では、自立歩行が可

図1　歩行介助の基本

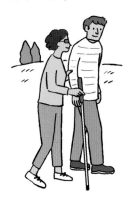

● 誘導する人は「半歩前」

能なら、補装具の処方や白杖を用いた歩行訓練の紹介が受けられます。

　自立歩行が難しい場合には、同行援護サービスや盲導犬による歩行訓練を紹介してもらえます。

　これら公的援助を受けるには、原則として視覚障害者手帳取得（➡ p.130　**Q67**　）が条件となります。

スマートサイトの活用

　介助に困ったときは、スマートサイト（ロービジョン関連施設を紹介するリーフレット）に助けを求めることもできます。

文献
1)　日本眼科医会：日眼医ロービジョンケア・サイト. https://low-vision.jp/（2020.6.3アクセス）.

図2　歩行時の誘導法

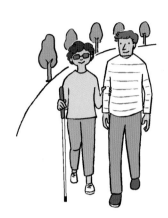
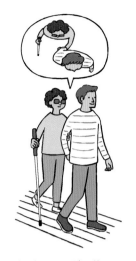
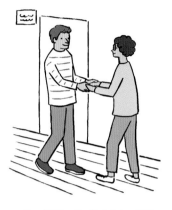

● 広い場所では腕や肩をもってもらう

● 狭い場所では腕を後ろに回し、
　1列になって誘導する

● 狭い場所では、後ろ向きで誘導
　するのもよい

図3　手すり・椅子などへの誘導法

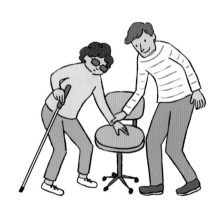

● 椅子の中央に手を誘導するとよい

ロービジョン患者さんへの
歩行やコミュニケーション
をはじめとする日常生活に
必要な動作・技能を指導す
る「歩行訓練士（視覚障害
生活訓練等指導者）」とい
う資格もある。同行援護従
事者（視覚障がい者ガイド
ヘルパー）という資格もある

Q64 日常生活の援助は、どうしたらいいの？

援助の際には「声をかけること」が大切です。表示や食器・道具類の色分けなどを行って、可能な限り患者さんが自立した生活を維持できるようにします。

看護師
飯野佳美

必ず「声をかけてから」援助を開始する

ロービジョンは、外見からはわかりにくい障害です。ロービジョン患者さんには、環境刺激を十分に受容できないことから、外界の認知の障害、見当識の障害、生体リズムの乱れ、反射の低下、生活意欲の低下、自尊心の低下がみられます[1]。

見えにくいため、声や音が頼りです。突然手を引っ張ったり黙って触ったりすると、驚きます。本人に近づくときには、必ず声をかけてから行動してください。

1. 入室時・退室時にも声をかける

ロービジョン患者さんは、相手の顔が見えづらい状況にあります。声だけで「誰か判断する」ことは非常に難しいので、忘れずに名前を名乗ります。入院中は、看護師が替わるため、「△△さん、○○です。入ります」など、1つひとつの動作を行う前に声かけを行うことが必要です。

黙っていなくなると、看護師が側にいると思って患者さんが話しかけてしまうこともあるため、退室時にも必ず声をかけましょう。

また、黙って物を動かすようなことも、してはいけません。患者さんが「物がなくなった」もしくは「物がないと思って歩いたらぶつかった」など困ることになるためです。

2. 説明時には「左右」に注意

言葉で説明する場合にも、注意が必要です。「あれ」「その」「こっち」などの曖昧な言葉ではわからないため、「右」「左」「前」「後ろ」「○歩ぐらい」「○mくらい」など、具体的に説明してください。

特に、左右については、患者さんの向いている方向によっては逆になってしまうので、注意してください。基本的に「相手から見て」を基準にして説明します。

自立度に合わせた情報提供を行う

入院中の患者さんが、いつもと違う環境で困らないよう、声かけをして「どこに何があるか」という情報提供をしてください。

患者さんの行動範囲内で、基本的に必要な場所（ベッド、トイレ、洗面台、診察室など）で、どこまで自立できているかを確認したうえで情報提供をします。

1. 表示の「色」「文字の大きさ・間隔」にも配慮する

言葉だけではなく、表示の文字にも配慮が必要です。文字は、太く、大きく、間隔をあけて記載し、色を多用しないようにしましょう。ロービジョン患者さんの場合、「白地に黒字」や、その反転（黒地に白字）が読みやすいとされています。

図1　色・手触りでの識別（例）

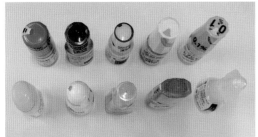

● キャップの色や形の特徴をおさえる

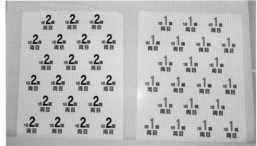

● 触覚に訴えるシールを活用する

2.「色の対比」を意識して取り入れる

　周囲に物を置く場合にも、明暗をつける、模様や柄は判別しづらいので無地にするなど、ロービジョンを理解して対応することで、自立した生活を援助できます。

　病院の食事の配膳のトレーを濃い色（黒や濃茶）のものにする、濃い色のシートの上に置くなどの工夫をすると自分で食べやすくなります。食器に模様があると見えにくくなるので、無地にするなど、自立できるようにしてください。

3.「手触り」での識別も有用

　点眼薬のキャップの「色」「形」を説明しておくことや、市販のふわふわした手触りのシールなどを活用することも有効です（図1）。

＊

　WHOは国際生活機能分類（国際障害分類改訂版ICF2001）では「活動（activity）」を「できる活動（能力）」と「している活動（実行状況）」に分けて記載しています[2]。

　看護師は、普段の生活のなかで行っている最低限必要な行動を評価する[3]ため、外来の看護師や同居している方と情報を共有し、何をどのように「している」かを評価して、患者さんが安心・安全に自立でき、心を刺激する豊かな環境を作っていただきたいと思います。

文献
1) 前原澄子，野口美和子監修，野口美和子編：機能別臨床看護学第7巻 環境刺激感覚機能の障害と看護/言語機能の障害と看護，同朋舎メディアプラン，東京，2005：22-25.
2) 上田敏：ICFの理解と活用. 萌文社，東京，2005：15-17.
3) 高橋広：ロービジョンケアの実際-視覚障害者のQOL向上のために-第2版. 医学書院，東京，2002：25.
4) 国際視覚障害者援護協会：イラストでわかる視覚障碍者へのサポート. 読書工房，東京，2009.

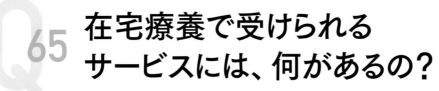

Q65　在宅療養で受けられる サービスには、何があるの？

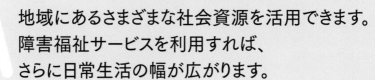

地域にあるさまざまな社会資源を活用できます。
障害福祉サービスを利用すれば、
さらに日常生活の幅が広がります。

MSW
橋本富美子

地域における社会資源

　地域には、生活について相談ができる場所（地域活動支援センターや相談支援事業所など）があります。また、日常生活を送るうえで必要な支援（地域生活支援事業）を受けることもできます。

　地域のボランティアやコミュニティでの支え合いなど、独自の支援も利用して普通に生活できるようにすることが大切です。

障害福祉サービス

1. 利用の条件

　障害福祉サービスを利用するためには、「障害支援区分の認定」と「身体障害者手帳の取得」が必要です（➡p.128　Q66 、p.133　Q67 ）。

　費用負担は、原則1割です。上限額が1割（表1）を超えた場合は、上限額以上の支払いはありません。

2. 利用できるサービスの種類

　障害福祉サービスには、以下の2種類があ

ります。

① 自立支援給付：介護給付、訓練等給付、自立支援医療（更生医療）、補装具など
② 地域生活支援事業など：移動支援、地域活動支援センターなど

3. サービス利用時の注意点

　図1に、視覚障害の方に該当するサービスのみを抜粋します。

　ちなみに、「介護保険」の福祉サービスと、「障害者総合支援法」の福祉サービスのなかには、共通するものがあります。両方利用できる場合は、原則「介護保険」が優先されます。

　また、介護保険制度のサービスのみではサービスの量が不足する場合は、合わせて「障害者総合支援法」の福祉サービスを受けることができます。

文献
1) 伊藤利洋：社会保障制度 指さしガイド. 日総研, 愛知, 2019：123,133-134.
2) 鈴木裕介, 遠山真世：これならわかる障害者総合支援法 第2版. 二本柳覚編, 翔泳社, 東京, 2018.
3) 日本医療ソーシャルワーク協会編：医療福祉総合ガイドブック, 医学書院, 東京, 2018.

表1　費用負担の上限月額

区分	障害福祉サービスの上限額
生活保護	0円
低所得（市町村民税非課税）	0円
一般1（市町村民税課税）*	9,300円
一般2	37,200円

＊年収がおおむね600万円以下の世帯（障害者本人と配偶者の所得による）

※外出支援には、同行支援、移動支援、盲導犬が含まれる

図1　ロービジョン患者さんが使える障害福祉サービス

自立支援給付

障害福祉サービス

介護給付
- 居宅介護（身体介護、家事援助、通院等乗車介助を行う訪問介護サービス）
- 同行援護（移動に必要な情報の提供（代筆、代読を含む）、移動の援護等の外出支援サービス）
- 短期入所（ショートステイ）

- 計画相談支援給付
- 地域相談支援給付（地域移行支援・地域定着支援）

訓練等給付
- 自立訓練（視覚障害がある人で歩行訓練が必要な人）
- 就労移行支援
- 就労継続支援（A型、B型）

自立支援医療
- 更生医療

補装具の給付・貸与
- 盲人用杖、義眼、眼鏡

地域生活支援事業

（市町村実施）
- 相談支援事業
- 移動支援事業
- 地域活動支援センター
- 意思疎通支援事業
- 日常生活用具給付事業
- 成年後見制度支援事業

Q66 暮らしを楽にする用具を利用するには、どうすればいい?

補装具・日常生活用具を利用できます。障害支援区分の認定を受け、居住地の市区町村役場（障害福祉担当課）に申請します。

MSW
橋本富美子

障害福祉サービスはオーダーメイド

障害者総合支援法は、障害者が個々に合ったオーダーメイドの支援を受けることができ、障害者が安心して地域で暮らせることを基本理念としています。

そのため、障害者が「施設」ではなく「地域」で暮らすための制度や、働きやすくするための環境づくりが重要点として挙げられています。

サービス支援決定の流れ（図1）

1. 支援区分の決定

原則として、住民票のある市区町村役場の障害福祉担当課で申請します。

主治医に医師意見書を記入してもらうとともに、市区町村から派遣される調査員の訪問調査を受けます。その結果をもとに「障害支援区分認定審査会」が行われ、障害支援の区分（区分1〜6）が決定します。

区分によってサービス利用の上限が異なります。数字が大きいほうが、より支援が必要な方になります。

なお、申請から決定までには、約1〜2か月かかることに注意が必要です。

2. 計画を作成し、サービス利用開始

利用者の意向を生かした「サービス等利用計画」を作成し、サービスの利用が始まります（自分で計画を立てることもできますが、概ね特定相談支援事業所の相談員が作成します）。

視覚障害者が使える福祉用具

視覚障害者が利用できる補装具は、盲人安全杖（白杖）、義眼、眼鏡です。原則1割負担で、負担上限月額は37,200円と定められています。

その他、表1に示す日常生活用具も利用できます。

なお、視覚障害者は、住宅改修の支給対象ではないことに注意が必要です。

文献
1) 日本医療ソーシャルワーク協会編：医療福祉総合ガイドブック, 医学書院, 東京, 2018.
2) 伊藤利洋：社会保障制度 指さしガイド. 日総研, 愛知, 2019：145, 148.

図1　サービス支援決定までの流れ

市区町村役場に利用申請
訪問調査（一次判定）　　　　医師（主治医）意見書

市区町村における障害支援区分認定審査会（二次判定）
障害支援区分　　　　　区分1（軽）〜区分6（重）

サービス等利用計画案、利用意向の聴取

支給決定

約1〜2か月
かかる

サービス等利用計画の作成（特定相談支援事業所）
自立支援給付　　　　　　　　地域生活支援事業 （介護給付・訓練等給付・補装具）　（日常生活用具・移動支援等）

表1　視覚障害者が利用できる日常生活用具

	種目
自立生活支援用具	● 電磁調理器 ● 歩行時間延長信号機用小型送信機
在宅療養支援用具	● 盲人用体温計（音声式） ● 盲人用体重計
情報・意思疎通支援用具	● 点字器 ● 点字タイプライター ● 視覚障害者用ポータブルレコーダー ● 視覚障害者用活字文書読み上げ装置 ● 視覚障害者用拡大読書器 ● 盲人用時計 ● 視覚障害者用ワードプロセッサー ● 点字図書

Q67 身体障害者手帳の手続き方法は?

居住地（住民票のある）の市区町村役場の障害福祉担当課に申請します。取得すると、さまざまな福祉サービスが受けられます。

MSW
橋本富美子

身体障害者の範囲

身体障害者福祉法では、身体障害者に該当する視覚障害者を、表1に示す視覚障害で永続するものと定めています。

1. 等級について

視覚障害には、視力障害と視野障害があり、それぞれに等級が認定されます（両者の測定結果を混在させて等級の判定をすることはできません）。障害が重複する場合は、上位（より重度）の級に認定される可能性があります。

- 視力障害の障害程度等級：1 ～ 6級に分かれる。「良いほうの眼」の視力で認定されることに注意が必要。
- 視野障害の障害程度等級：2 ～ 5級に分かれる。ゴールドマン型視野計だけでなく、現在普及している自動視野計（ハンフリー視野計）による認定も可能。

2. 条件について

身体障害者申請にあたって、年齢制限はありません。

申請は、強制される制度ではないため、希望しない方が、申請を強要されることはありません。

表1　身体障害者の範囲（視覚障害者の場合）

❶ 両眼の視力（万国式試視力表によって測ったもの。屈折異常があるものについては、矯正視力について測ったものをいう。以下同じ）がそれぞれ0.1以下のもの
❷ 一眼の視力が0.02以下、他眼の視力が0.6以下のもの
❸ 両眼の視野がそれぞれ10度以内のもの
❹ 両眼による視野の二分の一以上が欠けているもの

身体障害者手帳申請の流れ

障害の程度が、表2・表3の判定基準に該当する場合、身体障害者手帳の申請をすることができます（図1）。手帳の交付までには、約2か月かかります。

身体障害者手帳の取得によって活用できる医療費制度を図2に示します。

文献
1) 伊藤利洋：社会保障制度 指さしガイド. 日総研, 愛知, 2019：115.
2) 日本医療ソーシャルワーク協会編：医療福祉総合ガイドブック, 医学書院, 東京, 2018：164.
3) 厚生労働省：https://www.mhlw.go.jp（2020.5.14アクセス）

表2　視覚障害による身体障害者障害程度等級表（栃木県の例）

●は視覚障害
●は視野障害

等級	障害の状態
1	視力の良いほうの眼の視力[*1]が0.01以下のもの
2	● 視力の良いほうの眼の視力が0.02以上0.03以下のもの ● 視力の良いほうの眼の視力が0.04かつ他方の眼の視力が手動弁[*2]以下のもの ● 周辺視野角度[*3]の総和が左右眼それぞれ80度以下かつ両眼中心視野角度[*4]が28度以下のもの ● 両眼開放視認点数が70点以下かつ両眼中心視野視認点数が20点以下のもの
3	● 視力の良いほうの眼の視力が0.04以上0.07以下のもの（2級の❷に該当するものを除く） ● 視力の良いほうの眼の視力が0.08かつ他方の眼の視力が手動弁以下のもの ● 周辺視野角度の総和が左右眼それぞれ80度以下かつ両眼中心視野角度が56度以下のもの ● 両眼開放視認点数が70点以下かつ両眼中心視野視認点数が40点以下のもの
4	● 視力の良いほうの眼の視力が0.08以上0.1以下のもの（3級の❷に該当するものを除く） ● 周辺視野角度の総和が左右眼それぞれ80度以下のもの ● 両眼開放視認点数が70点以下のもの
5	● 視力の良いほうの眼の視力が0.2かつ他方の眼の視力が0.02以下のもの ● 両眼による視野の2分の1以上が欠けているもの ● 両眼中心視野角度が56度以下のもの ● 両眼開放視認点数が70点を超えかつ100点以下のもの ● 両眼中心視野視認点数が40点以下のもの
6	視力の良いほうの眼の視力が0.3以上0.6以下かつ他方の眼の視力が0.02以下のもの

*1　視力：万国式試視力表によって図ったものをいい、屈折異常のある者については矯正視力について図ったものをいう
*2　手動弁：検者の手掌を被検者の眼前で上下左右に動かし、動きの方向を弁別できる能力
*3　両眼中心視野角度：Ⅰ/2視標による（表3参照）
*4　周辺視野角度：Ⅰ/4視標による（表3参照）

表3　視野障害の認定基準（身体障害者福祉法施行規則別表第5号より抜粋）

等級	ゴールドマン型視野計の場合		自動視野計の場合	
	Ⅰ/4 視標	Ⅰ/2視標	両眼開放エスターマンテスト視認点数	10－2プログラム両眼中心視野視認点数
2	周辺視野角度の総和が左右眼それぞれ80度以下	両眼中心視野角度28度以下	70点以下	20点以下
3		両眼中心視野角度56度以下		40点以下
4		－		－
5	両眼による視野が2分の1以上欠損	－	100点以下	－
	－	両眼中心視野角度56度以下	－	40点以下

26
ロービジョン患者さんのケア

図1　身体障害者手帳の申請手順

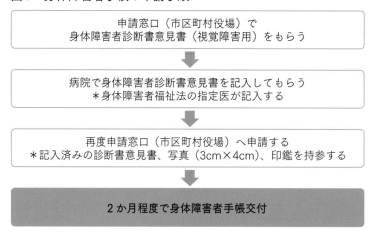

申請窓口（市区町村役場）で
身体障害者診断書意見書（視覚障害用）をもらう

病院で身体障害者診断書意見書を記入してもらう
＊身体障害者福祉法の指定医が記入する

再度申請窓口（市区町村役場）へ申請する
＊記入済みの診断書意見書、写真（3cm×4cm）、印鑑を持参する

2か月程度で身体障害者手帳交付

図2　身体障害者手帳を取得することで活用できる医療費制度

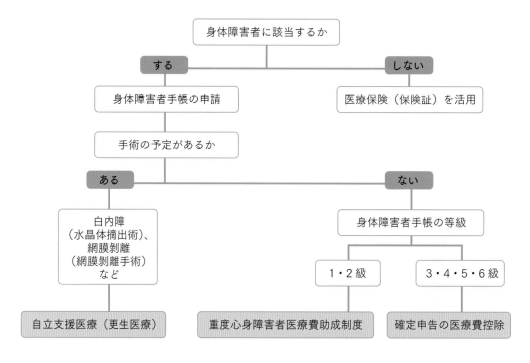

身体障害者に該当するか

する　　　　　　　　　　　　　　しない

身体障害者手帳の申請　　　　　　医療保険（保険証）を活用

手術の予定があるか

ある　　　　　　　　　　　　　　ない

白内障
（水晶体摘出術）、
網膜剥離
（網膜剥離手術）
など

身体障害者手帳の等級

1・2級　　　　3・4・5・6級

自立支援医療（更生医療）　　重度心身障害者医療費助成制度　　確定申告の医療費控除

68 認知症患者さんでも、白内障の手術をしたほうがいいの？

 日常生活で困っていたら、手術を検討してもよいでしょう。患者さんに、手術で視力が回復することを説明し、希望があるか確認します。

看護師
廣瀬明美

患者さん本人の希望が最優先

　認知症者にとって、視覚障害は、情報の把握を困難にさせ、コミュニケーションにも不具合をもたらします（表1）。認知症者は、視覚からの刺激の低下に伴って認知機能が低下することがあります。加えて、相手の表情・視線が見えづらくなり、話しかけられたことに気づかないなど、コミュニケーションの相手を正確に把握できないことは、混乱につながります。

　その結果、認知症の症状が助長され、幻覚や妄想につながることが考えられます。

　認知症者は「手術をしたい」という自覚に乏しいため、日常生活で困っていることはないか確認することが大切です。患者さんに「手術で視力の回復が得られること」を説明し、本人の希望を聞いていきましょう。

術前のアセスメントが重要

　手術前からのアセスメントで、その患者さんに応じた治療・ケアを実践していくことが大切です。受診時から以下の5点について確認し、アセスメントしていきましょう。
①日常生活を送るうえで不自由な点は何か
②転倒・転落の危険のリスクはないか
③安全に過ごせるための環境であるか
④自立をめざすために必要な援助は何か

⑤手術を受ける場合は内服薬や点眼薬の自己管理は可能か、家族などの協力は得られるか

認知症者への治療・ケア

1. 安心して過ごせる環境づくり

　認知症者は、注意力が障害されることが多いです。

　足元のコード類や段差などでつまずいて転倒しないよう整理整頓し、決められた物の位置はできるだけ変えないよう、認知症者の視点で環境を整える必要があります。

　トイレ・病室の入口などは、大きめの文字で表示する、目印となる大きな飾りをつけるなどの工夫が必要です。

　高齢の患者さんの場合、「トイレのイラストがわからない」ことも考えられます。あえて「便所」と表示するなど、生活背景を考慮した工夫を行っていきます。

2. 自立をめざす援助

　日常生活の支援（清拭や更衣、食事、移動など）を行う際は、今から何を行うのか、1つひとつの行動を声に出して説明しましょう。このことは、認知症者の不安や混乱の軽減につながります。

　過剰な援助を行うのではなく、患者さんのできることに着目し、自尊感情を高めるかかわりを心がけましょう。

27
認知症のある患者さんのケア

表1　認知症者の白内障の特徴

● 自ら視覚障害を的確に表現できないため、周囲が視覚障害に気づくことが遅れる可能性が高い
● 情報の把握が困難になり、コミュニケーションの不具合が生じる
　→危険を回避することが困難になり、事故に遭いやすくなる
● 「見えないこと」への恐怖心から、活動低下をきたしやすくなる
● 役割・楽しみの継続困難や、日常生活の自立に支障をきたす
　→自尊心が低下し、心理面の落ち込みが生じる
● 視覚障害から認知症の症状が助長されていることがある
　→幻覚や妄想につながっていることがある
● 手術をする際に、術前後の点眼の継続や手術後の安静保持が困難になることがある

3. リアリティ・オリエンテーション

　認知症者は、環境が変化すると不安が増強し、認知機能障害以上に行動・心理症状（behavioral and psychological symptoms of dementia：BPSD）が出現することがあります。

　BPSDには、今いる場所がわからないことによる不安や恐怖、手術侵襲に伴う身体的苦痛を自ら的確に訴えられないことが影響します。患者さんが安全・安楽に過ごせるよう、24時間リアリティ・オリエンテーションを行いましょう。

　名乗らない呼びかけは、患者さんにとっては恐怖でしかありません。そのため、あいさつと自己紹介を行ったうえで、患者さんに名前を伺い、声かけしましょう。

　日付や季節、天気などの話をしながら今いる場所、何で入院しているかなど話を広げていき、患者さんから答えられるよう会話のキャッチボールを心がけましょう。

文献
1) 日本看護協会編：認知症ケアガイドブック. 照林社, 東京, 2018.
2) 田村正隆：認知症のある患者さんのアセスメントとケア. ナツメ社. 東京, 2018.

Q69 認知症患者さんが、眼帯や保護眼鏡を外してしまう。どうしたらいい？

A 通常より頑丈に固定をします。患者さんに必要性が伝わるように、繰り返し説明していくことが重要です。

看護師
廣瀬明美

患者さんに伝わる説明が重要

　認知症のある患者さんには、眼帯や保護眼鏡が「大切なものである」という認識がありません。そのため、注意力が行き届かず、何かの拍子に外れてしまうことがあります。

　手術前から手術後の生活での注意点を示した説明用紙を使用して繰り返し説明を行いましょう。また、付け直す際は、患者さんに必要性が伝わるように説明しましょう。

眼帯や保護眼鏡の工夫

　見えないことが不安を増強し、BPSD（行動・心理症状）が出現した結果、眼帯を外してしまうなどのトラブルが起こりうるため、眼帯や保護眼鏡が容易に外れないよう、通常より頑丈に固定します（図1）。

　手で触れると感染症のリスクが高いことを、訪室ごとに患者さんへ説明します。

　眼帯が外れても、直接目に触れないようガーゼで保護します。

文献
1）　日本看護協会編：認知症ケアガイドブック．照林社，東京，2018.
2）　田村正隆：認知症のある患者さんのアセスメントとケア．ナツメ社．東京，2018.

27
認知症のある患者さんのケア

図1　認知症者に眼帯を使用するときの工夫

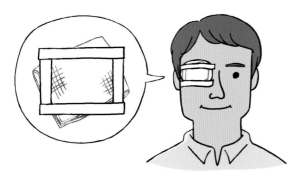

眼帯によって「見えない」ことで不安が増強し、混乱する可能性があるため、プラスチック透明眼帯の使用を検討してもよい

● 眼帯を囲むように固定する
● 眼帯が外れても眼に触れることができないように、滅菌ガーゼも囲むように固定する

索 引

装丁：ビーワークス　本文イラストレーション：秋葉あきこ
本文デザイン：藤田美咲　DTP制作：広研印刷株式会社

日ごろの“？”をまとめて解決
眼科ナースのギモン

| 2020年6月29日　第1版第1刷発行 | 編　著 | 内堀　由美子 |
| 2023年7月10日　第1版第2刷発行 | | 永田　万由美 |

発行者　有賀　洋文
発行所　株式会社 照林社
〒112-0002
東京都文京区小石川2丁目3-23
電　話　03-3815-4921（編集）
　　　　03-5689-7377（営業）
https://www.shorinsha.co.jp/
印刷所　広研印刷株式会社

検印省略（定価はカバーに表示してあります）
ISBN978-4-7965-2490-2
©Yumiko Uchibori, Mayumi Nagata/2020/Printed in Japan